www.ingramcontent.com/pod-product-compliance
Lightning Source LLC
Chambersburg PA
CBHW071106240526
45469CB00006BD/2357
* 9 7 8 1 7 2 7 7 7 4 5 5 9 *

KIDNEY DISEASE DIALYSIS

TRANSPLANTATION

امراض گردہ ڈائیلاسز ٹرانسپلانٹیشن

نصیر احمد شاہد
ایم اے، ایل ایل بی، بی ایڈ۔
امتہ المتین شاہد   ایم اے۔

بسم الله الرحمان الرحيم

ھو الشافی

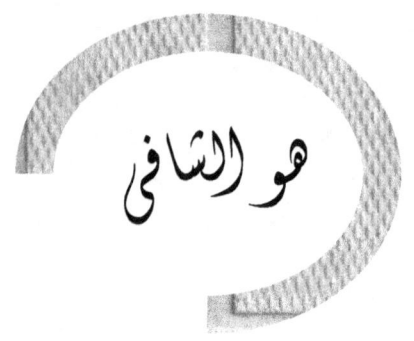

ان تمام سائنسدانوں، ڈاکٹرز، طبی عملہ، ٹیکنیشنز اور مریضوں کو سلام جن کو زندگی میں کبھی نہ کبھی ڈائیلاسز اور گردوں کی ٹرانسپلانٹیشن سے واسطہ پڑا ہو۔ ان تمام زندہ یا خوابیدہ نیک روحوں کو سلام جنہوں نے اپنا گردہ عطیہ کر کے کسی اور کی جان بچائی۔

Yes to Organ Donations

SPECIAL THANKS TO

DR. HEIDI AND DR. AXEL JONASSEN

DR. OLIVER EBERHARD

DR. L. TERMÜHLEN

AND THEIR TEAM OF DIALYSIS CENTER GARBSEN

ALL NURSES, TECHNICAL STAFF, LABORATORY STAFF, RECEPTION OFFICE STAFF.

بڑی امی، امی ابا کے نام

اظہارِ تشکر

اپنی رفیقہ حیات کا شکر گذار ہوں کہ اس مشکل اور طویل مرض میں میرا بھرپور ساتھ دیا۔ ڈائیلاسز کے مریضوں کو اس ساتھ کی اشد ضرورت ہوتی ہے۔

ابتدائیہ

گردوں کا فیل (ناکارہ ہونا) انسانی زندگی کو بہت سی اہم تبدیلیوں سے دوچار کر دیتا ہے۔
یہ ایک قدرتی امر ہے کہ مریض اپنے مرض سے متعلق بہت سی معلومات حاصل کرنا چاہتا ہے وہ اور اس کے لواحقین سوالات کرنا شروع کرتے ہیں جو شروع میں آسان لیکن وقت گزرنے کے ساتھ ساتھ بڑھتے جاتے ہیں اور مشکل ہوتے چلے جاتے ہیں۔
ڈائیلاسز سنٹر کی ٹیم ان سوالات کے جواب دینے کی کوشش کرتی ہے لیکن ان کے دیگر کام اور دوسرے مریض بھی ان کی توجہ چاہ رہے ہوتے ہیں اس لئے ہوسکتا ہے کہ مریض کی تسلی نہ ہو اور وہ خوفزدہ ہو جائے اور خود کو اپنے مرض اور طریق علاج سے لاعلم محسوس کرے۔
اس طرح کے مریضوں کے لئے یہ کتاب یقیناً مفید ثابت ہوگی۔ مصنف وکیل ہوتے ہوئے بھی طبی موضوعات پر لکھتے ہیں اس سے پہلے انگلش سے اردو میڈیکل ڈکشنری کے ساتھی مترجم/مصنف ہیں اور سرطان (Cancer) کے موضوع پر کتاب ان کی اگلی کوشش ہوگی۔

ڈاکٹر وسیم احمد طاہر

مدیر سہ ماہی الناصر

ہائیڈل برگ

جرمنی

عرض حال

دسمبر 1987ء کی وہ سرد اور روشن چمکدار صبح میرے لئے بہر حال اتنی خوبصورت نہیں تھی سر درد اور قے کی کیفیت کے ساتھ ساتھ میرا جسم کسی اندرونی زلزلے کا شکار محسوس ہوتا تھا۔ ڈاکٹروں کی ابتدائی تشخیص کے مطابق میرا فشار خون (Blood Pressure) بلند تھا۔ اسی دو پہر مجھے علم ہوا کہ مجھے گردوں کا پولی سسٹک (POLYCYSTIC) مرض ہے جس کی وجہ سے گردے ناکارہ ہو چکے ہیں اور اسی وجہ سے بلڈ پریشر بھی بہت ہائی ہے جسے دواؤں سے کم کیا جا رہا ہے۔ تو پہلی بار مجھے احساس ہوا کہ میں اس مرض سے متعلق کچھ بھی علم نہیں رکھتا۔ پھر یہ بھی کہ مرض سے متعلق مختلف ڈاکٹروں کی مختلف آراء بھی مریض کو مزید پریشان کر دیتی ہیں۔

ایک ڈاکٹر نے یہ تجزیہ کر کے مجھے اور میرے چاہنے والوں کو پریشان کر دیا کہ اس مرض اور گردوں کے ناکارہ ہو جانے کی وجہ سے میری زندگی کا عرصہ زیادہ سے زیادہ ایک سال ہو سکتا ہے۔ ایک اور ماہر امراض گردہ نے فرمایا اتنی جلدی تو نہیں شاید دو چار سال نکال ہی جاؤ ویسے دنیا فانی ہے۔

ایسے میں کوئی بتلائے کہ ہم ۔۔۔۔۔۔ جائیں کہاں؟

ایسے میں ڈاکٹر لغاری صاحب جو میرے ماموں چوہدری اقبال احمد صاحب کے فیملی ڈاکٹر اور حیدر آباد کے مشہور ماہر امراض گردہ تھے دل کی تسلی کا باعث بنے۔ کہنے لگے زندگی اور موت تو اللہ تعالیٰ کے ہاتھ میں ہے دعائیں کرتے رہو۔ بلڈ پریشر نارمل رکھنے کی ادویہ لیتے رہو انشاء اللہ تعالیٰ اوسط عمر جیو گے جیسے کہ جیا جاتا ہے اور سب جیتے ہیں۔ سو اللہ کے فضل سے ہم جئے جا رہے ہیں۔ اس عرصہ میں دونوں گردے ناکارہ ہوئے اور نکال دیئے گئے تاکہ انفیکشن جسم میں پھیل نہ جائے۔ عرصہ دس سال تک HAEMODIALYSIS بھی ہوتا رہا وہ بھی ایک

مشکل دور تھا جو گذر گیا 2009ء میں گردوں کی ٹرانسپلانٹیشن کے بعد عشق کے امتحان جاری ہیں لیکن زندگی دینے والے کے حکم سے چلی جا رہی ہے۔

مرض کی ابتدائی دور میں، ڈائیلائیسس کے آغاز پر، ٹرانسپلانٹ سے پہلے اور بعد میں معلومات نہ ہونے کی وجہ سے جو مشکلات رہیں وہ اس کتاب کے لکھنے کا محرک بنیں کہ آئندہ ان حالات سے گذرنے والوں کے لئے کچھ بنیادی معلومات اکٹھی کر دی جائیں جو یقیناً ان کے لئے مفید ثابت ہوں گی۔

باجی قرۃ العین پیر صاحبہ کا شکریہ کہ انہوں نے اس موضوع پر لکھنے کی تحریک کی۔ برادرم فرید احمد نوید پرنسپل انٹرنیشنل جامعہ احمدیہ گھانا کا بھی بے حد شکر گذار ہوں ان کی وجہ سے یہ کتاب آپ تک پہنچنے کے تمام مراحل آسان ہوئے۔

آپ سے درخواست ہے کہ کتاب کے مطالعہ کے بعد اپنی آراء سے ضرور نوازیں تا کہ اگلے ایڈیشن میں بہتری لائی جا سکے۔

نصیر احمد شاہد

IM MAILAND 30

30823 GARBSEN

GERMANY

ڈائیلاسز اور ٹرانسپلانٹیشن کی تاریخ

گردوں کے امراض سے نمٹنے کی تاریخ یوں تو پرانی ہے بعض تو اس کا سلسلہ قدیم مصری تہذیب سے جوڑتے ہیں۔Sir William Harvey نے پہلی بار مرض اور خون کے باہمی ربط کی بات کی۔ اس کے بعد بہت سے طبی سائنسدان اس میدان میں مصروف عمل رہے۔ 1854ء میں اسکاٹ لینڈ کے کیمیا دانThomas Graham نے خون میں سے فاسد مادوں کو علیحدہ کرنے کی بات کی۔Giessen Germany کے مشہور کیمیا دان Liebeg جو ان کے ہم عصر تھے سے ان کے گہرے روابط تھے۔ ہم اسے پہلے ڈائیلسز کی ابتداء کہہ سکتے ہیں۔ بعد میں آنے والوں میں A. Fick، W. Schmacher، Barentzky، Bigelow، B.W. Richardson اور Gemberling شامل ہیں۔ Hess اور McGuigan نے خون میں گلوکوز پر تحقیق کی۔ Alice Rohde، George Stanley Walpole بھی اس تحقیق کے میدان کے اہم نام ہیں۔ پہلے پلیٹ ڈائیلائیزر کا خالق ایک جرمن ڈاکٹرHeinrich Necheles کو قرار دیا جا سکتا ہے لیکن انہوں نے اپنی تحقیق صرف جانوروں تک محدود رکھی تھی انہوں نے پیکنگ کے R.K.S.Lim کے تعاون سے اپنے تجربات جاری رکھے۔ جرمنی کے ہی George Hass نے جانوروں پرHemodaalysis تجربات کیئے اور بعد میں 1924ء میں انسانوں کےHemodialysis تجربات بھی کیئے اسی دوران امریکہ میں دو تحقیق دانوں نےHeparin کی طرف توجہ دلائی یہ خون کو جمنے سے روکنے کے لئے بہت مفید دریافت تھی جس سےHass بہت متاثر ہوا۔ ہم اسے پہلے کلینیکل ڈائیلاسز کا خالق کہہ سکتے ہیں۔ ہالینڈ کےDr.W.J.Kolff نے پہلا مصنوعی گردہ تیار کیا یہ آج کے ڈائیلائیزر کی ابتدائی شکل تھی۔

Dr. A. MacNeilاورDr. F.M. Parsonsاس تحقیقی میدان میں بعد کے اہم نام ہیں۔ Dr. B. Scribner اور ان کے ساتھی Quinton نے پہلی شنٹ تیار کی۔ اسی دوران لندن میں Dr. S. Shaldon نے 1961ء میں دنیا میں پہلے شخص کو خود ڈائیلاسز کرنا سکھایا۔ 1964ء میں انہوں نے ہی پہلا گھر پر ڈائیلاسز کرسکنا ممکن کیا۔ اسی دور میں پوری دنیا میں ڈائیلاسز سنٹرز کی ابتداء ہوئی۔ نیویارک کے Dr. J. Cimino کی Cimino Shunt یا فسٹولا نے ڈائیلاسز کے میدان میں انقلاب برپا کر دیا۔ Dr. H. Tenckhoff نے Peritoneal ڈائیلاسز کے لئے کا تھیٹر تیار کر کے اس طریق علاج کو آسان بنا دیا۔ 1980ء میں Dr. R. Popovich کے CAPD طریق علاج (PD ہی کی ایک قسم) نے ڈائیلاسزسز کے دوران چلنے پھرنے کی آسانی پیدا کر دی۔ ڈسپوزایبل ڈائیلائزرز کی وجہ سے ڈائیلاسز کا وقت کم ہو گیا ہے۔ 1970ء میں اوسط ڈائیلاسز ہفتے میں 30 گھنٹوں پر محیط تھا جو اب کم ہو کر 9-15 گھنٹے ہو گیا ہے۔

ٹرانسپلانٹیشن

انسانی گردے کا پہلا ٹرانسپلانٹ 1950 میں شکاگو میں کیا گیا جو نو ماہ چلا۔ جڑواں لوگوں میں پہلا گردے کا ٹرانسپلانٹ 1954ء میں کیا گیا جو بہت کامیاب رہا اور لمبے عرصہ تک چلا۔ مشکل اس وقت پیش آئی جب ان لوگوں میں ٹرانسپلانٹ کیا گیا جو جڑواں نہیں تھے۔ 1959ء میں پیرس اور بوسٹن تحقیق کے بعد یہ بات سامنے آئی کہ اگر ٹرانسپلانٹیشن سے پہلے ایکسرے کیا جائے تو گردہ ریجکٹ ہونے کے امکانات کم ہو جاتے ہیں۔ 1961ء کیمبرج کے پروفیسر R.Y. Calne نے یہ تحقیق کی کہ Azathioprine (Imuran) نامی دوا گردے کے ریجکٹ ہونے کے عمل کو کتوں میں آہستہ کرتی ہے۔ بعد ازاں یہ عمل انسانوں میں بھی آزمایا گیا اور مفید ثابت ہوا۔ اس دریافت سے ٹرانسپلانٹیشن کی تعداد اور کامیابی کی شرح میں اضافہ ہوا۔

چونکہ معلومات کی کمی کے باعث گردوں کا عطیہ دینے کا رجحان کم ہے اس لئے ٹرانسپلانٹیشن کے لئے گردے ضرورت سے ہمیشہ کم دستیاب ہوتے ہیں اس لئے مریضوں کو موزوں گردوں کے لئے سالہا سال انتظار کرنا پڑتا ہے۔ 1960ء کی دہائی کے اواخر میں ٹشو کی میچنگ کی تکنیک نے گردوں کی رجکشن کے عمل میں نمایاں کمی کی اور ٹرانسپلانٹیشن کے کامیاب آپریشنز میں اضافہ ہوا۔ 1980ء کی دہائی کے درمیانی سالوں میں گردوں کی رجکشن کو روکنے کی ایک طاقتور دوا Cyclosporin کی آمد سے ٹرانسپلانٹ گردوں کی کامیابی کی شرح 10 فیصد بڑھ گئی ہے۔

ڈائیلاسز اور گردوں کی ٹرانسپلانٹیشن کا مستقبل روشن ہے کیونکہ ایک جانب بہتر سے بہتر مصنوعی گردے تیار کرنے کی دوڑ لگی ہوئی ہے اور کامیابی کی شرح بہت زیادہ ہے دوسری جانب لوگوں میں گردے کا عطیہ دینے کا شعور بڑھ رہا ہے اس لئے امید کی جاتی ہے کہ مستقبل میں ٹرانسپلانٹ کے لئے گردے وافر مقدار میں دستیاب ہوں گے اور ایک ہی ٹرانسپلانٹ گردہ تمام زندگی ساتھ بھی دے گا۔

گردے اپنا کام کیسے کرتے ہیں

جب ہم کھاتے اور پیتے ہیں تو گردوں کا کام شروع ہو جاتا ہے اور جب جسم اپنی ضرورت کے مطابق غذائیت حاصل کر لیتا ہے تو باقی فضلہ بن جاتا ہے جس میں سے کچھ خون میں بھی شامل ہو جاتا ہے اور اس کا خون میں سے علیحدہ ہو کر نکلنا ضروری ہو جاتا ہے۔ خون دل کی ہر دھڑکن کے ساتھ تمام جسم میں دوڑتا پھرتا ہے۔ گردوں کا کام خون میں شامل فاسد مادوں اور اضافی پانی کو نکال کر جسم کو صاف خون مہیا کرنا ہوتا ہے جو گردوں سے وریدوں کے ذریعہ دوبارہ جسم میں رواں دواں ہو جاتا ہے۔ یورین جو فاضل فاسد مادوں اور فاضل پانی پر مشتمل

ہوتا ہے اور اس کا جسم سے بوقت ضرورت ایک نظام کے تحت اخراج ہو جاتا ہے۔ جیسا کہ پہلے بتایا جا چکا ہے اس کے علاوہ گردوں کا کام نمکیات، کیمیائی اور تیزابی مادوں کا توازن برقرار رکھنا اور اخراج ہے۔ گردوں کے Nephrons میں ایسے سنسر ہیں جو سوڈیم، فاسفورس، کیلشیم اور پوٹاشیم کی مقدار پر کڑی نظر رکھتے ہیں جب مقدار زیادہ ہو تو گردے خون میں سے اس مقدار کے اخراج کا سگنل دیتے ہیں اس کے علاوہ گردے جسم کے نظام کار کا تجزیہ کرتے ہیں۔ گردے Renin نام کا ایک انزائم بناتے ہیں جو بلڈ پریشر کو متوازن رکھتا ہے۔ Erythropoietin نامی ہارمون Bone Marrow کو خون کے سرخ ذرات بنانے کا اشارہ دیتا ہے اور Calcitriol ہڈیوں کو مضبوط بنانے میں مددگار ہوتا ہے۔

ہر نیفرون میں ایک Glomerulus اور ایک Tubules ہوتا ہے۔ گلومیرولس میں خون کی صفائی ہوتی ہے اور فاضل مادے ٹیوب نما ٹیوبولس کی طرف سفر کرتے ہیں جہاں مختلف مراحل سے گذر کر یہ یورین میں تبدیل ہو جاتے ہیں۔ ٹیوبولس انہیں رینل پیلوس (Renal Pelvis) تک پہنچاتا ہے۔ ہر گردہ میں ایک Ureters ہوتا ہے جو یورین کو مثانہ میں پہنچاتا ہے جہاں سے یہ Urethra کے ذریعہ جسم سے خارج ہوتا ہے۔ اس سے ہم اندازہ لگا سکتے ہیں کہ گردے کس احسن طریق پر مندرجہ بالا امور سرانجام دیتے ہیں۔

ایک اور قابل ذکر بات یہ ہے کہ بعض افراد صرف ایک گردے کے ساتھ پیدا ہوتے ہیں اور وہ اکیلا ہی یہ تمام امور احسن طریق پر بجالاتا ہے اور جسم مکمل طور پر صحت مند رہتا ہے۔

بعض اوقات یہ صورتحال بھی پیش آجاتی ہے کہ دونوں گردے ناکارہ ہو جاتے ہیں لیکن خوش قسمتی سے ہم اس دور میں رہ رہے ہیں جس میں ڈائیلاسز اور گردوں کا ٹرانسپلانٹ جسم کو گردوں کے ناکارہ ہو جانے کے بعد بھی زندہ رکھ سکتا ہے۔

امراض گردہ

گردے ہمارے جسم کا اہم ترین حصہ ہیں جو خاموشی سے اپنے فرائض ادا کرتے چلے جاتے ہیں اور عام حالات میں جب ہم تندرست ہوں تو ان کے متعلق کبھی سوچتے بھی نہیں ہیں۔لوبیا کے دانوں کی شکل اور انسانی مٹھی کے برابر یہ دو اعضاء 5 انچ لمبے اور 3 انچ چوڑے وزن میں تقریباً ایک کلوگرام سے کچھ کم یا زیادہ، مرض کی حالت میں سکڑ جاتے ہیں اور بعض دفعہ پھیل بھی جاتے ہیں۔میڈیکل اصطلاح میں RENAL کا لفظ بھی Kidney کے لئے بولا جاتا ہے۔اس لئے اگر آپ یہ لفظ سنیں یا پڑھیں تو فوراً سمجھ جائیں کہ بات گردوں ہی کی ہو رہی ہے۔کمر کے بالائی حصہ میں بایاں گردہ کچھ اوپر اور کچھ لمبا ہوتا ہے جبکہ دایاں گردہ کچھ نیچے اور کچھ چھوٹا ہوتا ہے تاکہ جگر کے لئے جگہ بن سکے۔نچلی پسلیاں گردوں کو محفوظ رکھتی ہیں گردوں میں چھوٹے چھوٹے جالی نما خلیے Nephrons ہوتے ہیں جن کی تعداد 1 ملین سے 1.3 ملین تک ہوتی ہے جو اضافی سیال اور فاسد فاضل مادوں کو جسم کے لئے ضروری مادوں سے علیحدہ کرنے کا کام کرتے ہیں۔عموماً خیال کیا جاتا ہے کہ گردے جسم سے صرف یورین (قارورہ) نکالنے کا کام کر رہے ہوتے ہیں یہ خیال درست نہیں ہے گردے اس اہم کام کے علاوہ بھی کئی اور اہم فرائض سرانجام دیتے ہیں۔

☆ خون کو صاف رکھتے ہیں۔

☆ جسم میں سیال کا توازن برقرار رکھتے ہیں۔یہاں ہم یہ اہم بات بتا دیں کہ ہمارے جسم کا زیادہ حصہ پانی پر مشتمل ہے جس کا تناسب مردوں کے جسم میں 60 فیصد اور عورتوں کے جسم میں 55 فیصد ہے۔

☆ ایک انزائم Renin پیدا کرتے ہیں جو فشار خون (Blood Pressure) کو قابو میں رکھتا ہے۔

☆ ایک ہارمون Erythropoietin پیدا کرتے ہیں جو خون کے سرخ ذرات بنانے میں مدد دیتا ہے یہ ذرات تمام جسم میں آکسیجن پہنچاتے ہیں۔

☆ گردے ہڈیوں کو صحت منداور مضبوط رکھتے ہیں۔

☆ یوریا، یورک ایسڈ، کیریٹینین (Creatinine) اور فالتو نمکیات مثلاً نائٹریم، پوٹاشیم، فاسفیٹ، زہریلے فاسداورادویہ وغیرہ کا جسم سے اخراج کرتے ہیں۔

☆ جسم میں موجوداضافی پانی نکالتے ہیں۔

گردوں کا ناکارہ ہونا KIDNEY FAILURE

مریض بعض اوقات اس امر سے پریشان ہو جاتے ہیں کہ گردوں کے ناکارہ ہونے سے متعلق دو اصطلاحات کیوں ہیں

☆ حادمرض گردہ Acute Kidney Disease (AKD)

☆ مزمن مرض گردہ Chronic Kidney Disease (CKD)

1-AKD۔ وہ صورت حال ہے جب گردے اچانک، تیزی سے، ڈرامائی طور پر اپنا کام چھوڑ دیں۔ یہ سب کچھ بہت تیزی اور شدت سے ہوتا ہے۔ اسے حادمرض اسی لئے کہا جاتا ہے۔

2-CKD۔ وہ صورت حال ہے جس میں گردے آہستہ آہستہ سالہا سال میں اپنا کام کرنا چھوڑتے ہیں۔ اسی لئے اسے مزمن، پرانا، دیرینہ مرض کہتے ہیں۔

CKD میں گردے فوراً خراب نہیں ہوتے۔ خرابی کا یہ عمل سالوں سست رفتاری سے جاری رہتا ہے اگر مرض کا ابتدائی مرحلے میں علم ہو جائے تو ادویہ اور زندگی کے طور طریقے بدلنے سے اس مرض کو روکا یا بڑھنے سے بچایا جا سکتا ہے اور زیادہ عرصہ خوشگوار زندگی گذاری جا سکتی ہے۔

مرض کے اس عرصہ کو پانچ مختلف مراحل میں تقسیم کیا گیا ہے۔

1۔معیاری۔	90 ml/min GFR	یا اونچا	NORMAL
2۔نرم، ہلکا	60-89 ml/min GFR		LD
3۔مناسب۔	30-59 ml/min GFR		MODERATE
4۔سخت، شدید۔	15-29 ml/min GFR		SEVERE

5۔انتہائی، آخری۔ 15 ml/min GFR اس صورت میں ڈائیلاسز یا ٹرانسپلانٹ کروانا ضروری ہو جاتا ہے۔

آیئے ان تمام مراحل کا تفصیلی جائزہ لیں۔

1۔اس مرحلہ میں GFR معیاری یا کچھ اونچا ہوتا ہے۔ گردوں کی خرابی کی کوئی علامت سامنے نہیں آتی۔ چونکہ گردے اگر 100 فی صد کام نہ بھی کر رہے ہوں پھر بھی صحت پر کوئی برا اثر نہیں ڈالتے۔ زیادہ تر مریض اس امر سے قطعاً ناواقف ہوتے ہیں کہ وہ اس مرض کے پہلے مرحلے میں ہیں اکثر اوقات اس بات کا علم انہیں کسی اور وجہ سے کئے گئے ٹیسٹ کے بعد ہوتا ہے مثلاً ذیابیطس یا بلند فشار خون کی علامات (یہ دونوں مرض سب سے زیادہ گردوں کی خرابی کا باعث بنتے ہیں۔

مندرجہ ذیل باتوں سے بھی CKD کے ابتدائی مرحلہ کا علم ہوتا ہے۔

☆ خون میں یوریا (UREA) یا کیریٹینین (CREATININE) کا بڑھا ہوا ہونا۔

☆ یورین میں پروٹین یا خون کی موجودگی۔

☆ ایکسرے کنٹراسٹ، الٹراساؤنڈ یا سی ٹی اسکین سے گردوں کی خرابی کا علم ہونا۔

☆ موروثی خاندانی بیماری کے باعث مثلاً پولی سسٹک مرض گردہ Polycystic Kidney Disease۔

CKD کے مرض کو بڑھنے سے روکنا یا مرض بڑھنے کے عمل کو سست کر سکنا مرض کے تیسرے

مرحلہ تک ممکن ہے کیونکہ مزمن مرض گردہ ویسے بھی آہستہ آہستہ بڑھ رہا ہوتا ہے۔

مندرجہ ذیل طریقوں سے مرض بڑھنے کی رفتار کو مزید سست کیا جاسکتا ہے۔

1۔فشار خون (Blood Pressure) پر قابو پانا۔ ڈاکٹر کی تجویز کردہ ادویہ پابندی سے استعمال کریں۔ بلڈ پریشر کو 125-75 سے بڑھنے نہ دیں۔

2۔ذیابیطس کے مریض بلڈ شوگر کو قابو میں رکھیں۔

3۔غذا اور طرز زندگی میں تبدیلی سے بھی CKD پر قابو پایا جاسکتا ہے۔ کھانے میں نمک کی کمی بلڈ پریشر کو حد میں رکھ سکتی ہے۔ اپنی بیماری کے متعلق اپنے ڈاکٹر سے دوا کے ساتھ ساتھ غذا اور پرہیز کا بھی پوچھیں۔

کریٹینن (CREATININE) کیا ہے؟

وہ مریض جو CKD میں مبتلا ہیں وہ اکثر یہ لفظ اپنے ڈاکٹر یا طبی عملہ سے سنتے رہتے ہیں۔ یہ اصل میں ہے کیا؟

یہ خون میں ایک کیمیکل مادہ ہے جو گردوں میں پہنچ کر فلٹر ہوتا ہے اور یورین کا حصہ بن کر جسم سے خارج ہوتا ہے۔ یہ CREATINE سے بنتا ہے جو عضلات کو قوت مہیا کرنے والا عنصر ہے۔

مردوں کی نسبت عورتوں میں CREATININE کا تناسب کم ہوتا ہے کیونکہ ان میں عضلاتی ریشے (Muscle Tissue) کم ہوتے ہیں۔ صحت مند مردوں میں 0.6 سے 8.2 ملی گرام/ ڈیسی لٹرز mg/dL جبکہ عورتوں میں یہ 0.5 سے 8.8 ملی گرام/ ڈیسی لٹرز ہوتی ہے۔ عام طور پر خون میں CREATININE کا تناسب تبدیل نہیں ہوتا کیونکہ عضلات عموماً یکساں ہی رہتے ہیں۔

کوئی خاص دوا لینے سے، بہت زیادہ گوشت خوری یا سخت جسمانی ورزشوں سے گردوں کا مرض نہ ہونے کے باوجودCREATININE کی مقدار بڑھ سکتی ہے۔

بوڑھے افراد، سبزی خوروں اور غذا کی کمی کے شکار لوگوں میں اس کی مقدار کم ہوتی ہے۔

CREATININE ٹیسٹ:۔ دوران خون میںCREATININE کی مقدار مندرجہ ذیل ٹیسٹ سے جانچی جاسکتی ہے۔

SERUM CREATININE:۔خون کے اس لیبارٹری ٹیسٹ کے ذریعہ ڈاکٹر خون میںCREATININE کی سطح کا تناسب معلوم کرسکتا ہے۔

GLOMERULAR FILTERATION RATE(GFR)۔اس میں عمر، جنس، نسل کے ساتھ ساتھ وزن، (BUN) بلڈ یوریا، نائٹروجن اور سیرم البیومن کو ایک حسابی قاعدہ سے حل کر کے مریض کاGFR حاصل کیا جاتا ہے۔ اس سے مرض کی شدت کا تجزیہ کیا جاتا ہے۔GFR یہ پتہ چلانے کا اہم ترین ذریعہ ہے کہ گردے کتنا کام کر رہے ہیں۔

کریٹینن (CREATININE) عموماً70-120micromoles/Liter مائیکرومولز/لٹر ہوتی ہے۔ اگر اس سے بڑھ جائے تو اس بات کی نشاندہی ہے کہ گردے صحیح کام نہیں کر رہے ہیں۔

اگر یہ مقدار500micromoles/Liter پر پہنچ جائے تو مریض بہتر محسوس نہیں کرتے۔

600-800 micromoles/Liter کی صورت میں مریض کی حالت خراب ہو جاتی ہے اور ڈائیلاسز یا ٹرانسپلانٹ کروانا ضروری ہو جاتا ہے۔

گردے کے مرض کی وجوہات

(1) ذیابیطس

گردوں کے مرض CKD کی سب سے بڑی وجہ ذیابیطس ہے۔ اگر اس کا ابتدائی مراحل میں علم ہو جائے تو مرض کو ابتدا میں بڑھنے سے روکا جا سکتا ہے۔

(2) فشار خون

CKD کی دوسری بڑی وجہ ہے لیکن یاد رکھیں بلڈ پریشر کی وجہ سے آپ کے گردے ہی نہیں آپ کا دل اور خون کی نالیاں بھی خطرے میں ہوتی ہیں۔ اس لئے اس پر قابو پانے کی ہر ممکن کوشش کرنا ضروری ہے۔

PKD(3)

Polycystic kidney Disease یہ گردوں کا موروثی مرض ہے جو نسلاً بعد نسلٍ مختلف خاندانوں میں ایک کڑی کی طرح چلا آرہا ہے۔ کیا آپ جانتے ہیں اس وقت دنیا میں اس کے تقریباً 12.5 ملین مریض ہیں اور گردوں کے مرض CKD کی چوتھی بڑی وجہ یہ مرض ہے۔ اس مرض میں مائع سے بھری ہوئی Cysts گردوں میں بن جاتی ہیں۔ اور گردوں کے ناکارہ ہونے کا سبب بن جاتی ہیں۔ جیسا کہ بتایا جا چکا ہے عام طور پر گردے مٹھی برابر ہوتے ہیں اور ان کا وزن 1 کلوگرام سے کم یا زیادہ ہو سکتا ہے مگر PKD میں Cysts خود بھی بڑھتی ہیں اور گردوں کو بھی بڑھاتی ہیں۔ میڈیکل جرنلز میں گردوں کی کچھ ایسی تصاویر بھی چھپیں جن میں گردے فٹ بال کے برابر اور ان کا وزن 10 کلوگرام تک تھا۔ خود مصنف کے PKD کے

شکار ایک گردے کا وزن 5 کلوگرام اور دوسرے گردے کا وزن 4.5 کلوگرام تھا جنہیں ان کے حجم اور وزن کی وجہ سے نکالنا پڑا تا کہ دوسرے نزدیکی عضو پر برا اثر نہ پڑے۔ اسے (Nephrectomy) کہا جاتا ہے۔

PKD کے نصف سے زیادہ مریضوں کو Cysts کی وجہ سے گردوں کے ناکارہ ہونے کے باعث END STAGE RENAL DISEASE (ESRD) کا سامنا کرنا پڑتا ہے اور ڈائیلائیسز یا گردے کا ٹرانسپلانٹ کروانا پڑتا ہے۔

PKD کے متعلق عام خیال یہ ہے کہ یہ مرض مردوں اور عورتوں میں مساوی تعداد میں ہوتا ہے لیکن بعض تحقیقات کے مطابق یہ سفید فام لوگوں اور عورتوں میں زیادہ ہوتا ہے۔ PKD کسی وائرس یا چھوت کے ذریعے لگنے والا مرض نہیں ہے بلکہ یہ موروثی مرض ہے اور خاندانوں میں والدین میں سے کسی ایک کے ذریعہ اولاد میں منتقل ہوتا ہے۔

AUTOSOMAL DOMINANT POLYCYSTIC KIDNEY DIASEASE (ADPKD)

PKD کی عمومی صورت ہے اور خاندانوں میں پایا جانے والا مرض ہے جو والدین سے بچوں میں منتقل ہوتا ہے۔ اکثر خاندانوں میں 50 فیصد بچے ماں یا باپ سے یہ مرض لیتے ہیں۔ 10 فیصد مریضوں میں یہ جین میں پایا جاتا ہے جبکہ والدین PKD کے مریض نہیں ہوتے۔

AUTOSOMAL DOMINANT POLYCYSTIC KISNEY DISEASE: (ADPKD) مرض کی یہ قسم اتنی عام نہیں ہے۔ شیر خوار بچوں بلکہ بعض اوقات پیدائش سے پہلے حملہ کرتی ہے۔ ماں اور باپ دونوں بچوں میں اس کا جین منتقل کرتے

ہیں اور PKD میں مبتلا خاندانوں کے 25 فیصد بچے اس مرض کا شکار ہو سکتے ہیں۔

(ADPKD) PKD کے 90 فیصد مریض اس مرض میں یوں مبتلا ہوتے ہیں کہ وہ مرض کے جین کی ایک کاپی ماں یا باپ سے حاصل کرتے ہیں۔ اس مرض کی علامات 30 سے 40 سال کی عمر سے پہلے ظاہر نہیں ہوتی ہیں۔ اگر ڈاکٹر خاندان کی مرض کی صورتحال سے آگاہ ہو تو مندرجہ بالا عمر پر پہنچنے پر اس مرض کا علم ہوتا ہے یا کسی اور سلسلہ میں کیا گیا طبی معائنہ گردہ کے مرض سے آگاہ کر سکتا ہے۔ چونکہ یہ مرض خاندانوں میں چلتا ہے اس لئے مریض ڈاکٹر کو اپنے اس خاندانی مرض سے متعلق آگاہ کرتا ہے۔ مرض کی علامات اور اثرات خاندان کے ہر فرد پر ایک جیسے نہیں ہوتے۔ کسی میں شدید مرض کی علامات ہوتی ہیں اور کسی میں بالکل بھی نہیں۔ اس مرض کی سب سے عام علامت بلند فشار خون (ہائی بلڈ پریشر)، یورین (Urine) میں خون آنا اور پیٹ، کمر اور جسم کے اطراف میں درد کا ہونا ہے۔ اس مرض کا شکار 60، 70 فیصد مریض بلند فشار خون رکھتے ہیں۔ اس کی وجہ بڑھی ہوئی Cysts ہیں جو گردوں میں خون کی نالیوں پر دباؤ ڈالتی ہیں۔ ادویہ، خوراک، ورزش اور طرز زندگی میں تبدیلی سے بلند فشار خون پر قابو پانے کے ساتھ ساتھ مرض کو بڑھنے سے روکا جا سکتا ہے۔ ڈاکٹر مریض کو گردے کی صحت لمبے عرصہ تک بحال رکھنے کے معلومات اور ادویہ فراہم کرتے ہیں۔

بہر حال ایک خاص عرصہ کے بعد مریض کے یورین میں خون پایا جا سکتا ہے۔ یورین کا گلابی، سرخ یا بھورا رنگ اختیار کر لینا اس بات کی علامت ہوتا ہے۔ یہ ایک یا زیادہ دنوں کے لئے ہو سکتا ہے۔ عموماً چند دن سے زیادہ نہیں ہوتا۔ مریض کو زیادہ پانی پینے اور بستر میں آرام کرنے کا مشورہ دیا جاتا ہے۔ اگر درد ہو تو عموماً دافع درد اور اینٹی بائیوٹکس ادویہ دی جاتی ہیں۔ اگر خون چند دن کے بعد بھی یورین میں موجود ہو تو اسپتال میں داخل کرنا ضروری ہو جاتا ہے۔ (ADPKD) کے مریضوں میں درد عموماً ہوتا ہے اور یہ اس صورت میں ہوتا ہے جب Cysts کی وجہ سے گردے بڑے ہو جاتے ہیں۔ کئی مریضوں کو مستقل درد کی شکایت ہوتی

ہے۔ بعض میں درد آتا جاتا رہتا ہے۔ درد عموماً قابل برداشت اور بعض اوقات ناقابل برداشت ہوتا ہے اور گردوں کی جگہ، اطراف اور کمر میں ہوتا ہے۔ دوا کچھ آرام دیتی ہے اگر درد شدید ہو جائے تو جراحی کے ذریعہ Cysts کو چھوٹا یا گردوں کو نکالا جا سکتا ہے۔ ADPKD کے مریضوں میں (مجری البول) مثانہ سے یورین خارج کرنے کی نالی کی انفیکشن عام ہے اس کا علاج فوری طور پر اینٹی بائیوٹکس سے کرنا چاہیے اس سے پہلے کہ یہ انفیکشن Cysts تک پہنچے۔

جب Cysts گردوں کے نکاسی کے نظام میں رکاوٹ ڈال دیں تو 20 سے 30 فیصد مریضوں کے گردوں میں پتھری پیدا ہو جاتی ہے جو صحت مند افراد کی نسبت دوگنا بڑھتی ہے۔ جب اس پتھری کا اخراج ہوتا ہے تو عموماً شدید درد ہوتا ہے اور یورین (Urine) میں خون آتا ہے۔

(ADPKD) کے 70 فیصد مریضوں میں وقت کے ساتھ ساتھ جگر میں Cysts پیدا ہو جاتی ہیں جو جگر کو بڑا کر دیتی ہیں۔ مگر جگر کا کام متاثر نہیں ہوتا یہ مرض مردوں اور عورتوں میں برابر ہوتا ہے۔ ہاں عورتوں میں یہ نسبتاً کم عمر میں ہو جاتا ہے اور حاملہ عورتوں میں اس کا تناسب اکثر زیادہ ہوتا ہے۔ عورتوں میں یہ Cysts بڑی اور تعداد میں زیادہ ہوتی ہیں۔

PKD سے دل بھی متاثر ہو سکتا ہے۔ ADPKD کے 26 فیصد مریضوں میں دل کے والو صحیح کام نہ کرنے کی وجہ سے دل کی دھڑکن کا بڑھنا، سینہ کا درد اور دل کی دھڑکن کا تیز اور زیادہ ہونے کا مرض لاحق ہوتا ہے۔ اس کے مقابلہ میں عام لوگوں میں یہ کیفیت 2، 3 فیصد ہو سکتی ہے۔ ADPKD کے مریضوں میں سر درد کی وجوہات میں بلند فشار خون اور دماغ میں خون کی نالیوں کا بڑا ہونا (ANEURYSM) شامل ہیں اس لئے سر درد کی صورت میں فوری طور اپنے ڈاکٹر سے رجوع کریں۔

چونکہ بہت سے ADPKD کے مریضوں میں سے اکثر کو مرض کی کوئی بھی علامت نہ

ہونے کی وجہ سے اپنے مرض کا پتہ ہی نہیں ہوتا۔ اکثر کو تمام عمر اس مرض کا علم ہی نہیں ہوتا۔ خون اور یورین کے معائنہ میں بھی مرض کی کوئی علامت نہیں ملتی۔ اکثر اوقات الٹراساؤنڈ سے مرض کا پتہ چل سکتا ہے۔ CT اور MRI سے بھی مرض کی تشخیص ہوسکتی ہے۔

ARPKD بھی موروثی مرض ہے لیکن مختلف جین سے آتا ہے اس میں ماں اور باپ دونوں میں ARPKD کا جین ہوتا ہے جو وہ اولاد میں منتقل کرتے ہیں۔ چاہے وہ خود PKD کے مریض نہ ہوں۔ اگر والدین دونوں یہ جین رکھتے ہوں تو ان کے 4 سے 1 بچے میں یہ مرض آ سکتا ہے۔ اگر والدین میں سے ایک یہ جین رکھتا ہے تو مرض ان کے بچے میں نہیں آئے گا۔ اس مرض کی تشخیص بہت جلد ہو جاتی ہے۔ الٹراساؤنڈ کے ذریعے پیدائش سے پہلے بھی Cysts کا علم ہوسکتا ہے۔ الٹراساؤنڈ بہت ہی محفوظ طریق ہے اور اس کا کوئی بھی نقصان حاملہ خاتون اور اس کے بچے کو نہیں ہوتا۔ چونکہ یہ مرض پیدائش سے پہلے ہی بچے پر اثر انداز ہوتا ہے اس لئے اس مرض میں مبتلا بچوں میں شرح اموات پیدائش کے بعد پہلے ہی ماہ میں بہت زیادہ ہے۔ اس مرض کا شکار نصف بچے پیدائش کے وقت یا چند منٹ بعد موت کا شکار ہو جاتے ہیں کیونکہ بڑھے ہوئے گردے سانس میں رکاوٹ پیدا کرتے ہیں۔ کچھ چند دنوں اور مہینوں کے بعد مر جاتے ہیں جبکہ کچھ اور بچے چند سال تک گردوں کے بالکل ٹھیک نظام کے ساتھ گذارتے ہیں۔ چند ایسے لوگ بھی ہیں جو اس بیماری کے ساتھ اپنی بلوغت کی عمر کو پہنچتے ہیں۔ لیکن یہ بیماری جسم کے دوسرے اعضاء کو نقصان پہنچاتی ہے۔ جس میں جگر، تلی اور لبلبہ شامل ہیں اس وجہ سے خون کے خلیوں میں کمی، ٹانگوں کی وریدوں کا پھول جانا اور خونی بواسیر کی تکالیف لاحق ہوتی ہیں۔

اس مرض کا شکار ہونے والے بچے جگر کی ایک تکلیف کا شکار ہوتے ہیں جس میں وریدوں سے جگر میں جانے والے خون میں رکاوٹ پیدا ہو جاتی ہے جو جگر کو بڑھا دیتی ہے۔ فشار خون (بلڈ پریشر) پر نظر رکھی جائے۔ اکثر بچے بلند فشار خون (ہائی بلڈ پریشر) کا ایک سال کی عمر میں

شکار ہو جاتے ہیں۔ مزید تکالیف میں مجری البول (مثانہ سے بول کو لے کر جانے والی نالی کی انفیکشن میں مبتلا ہو جانا ہے۔ اس مرض میں مبتلا بچے اوسط سے چھوٹے ہوتے ہیں کیونکہ گردے ہڈیوں کی نشو ونما بڑھانے والے غذائی اجزاء نہیں پہنچا رہے ہوتے۔

اس مرض میں مبتلا بچوں کی دیکھ بھال بچوں کا ڈاکٹر (جو ماہر امراض گردہ بھی ہوتا ہے) کرتا ہے۔ وہ بلند فشار خون اور انفیکشن کے لئے ادویہ دینے کے ساتھ ساتھ بچے کی جسمانی نشو ونما، جگر اور گردے کے افعال پر نظر رکھتا ہے۔ اگر نشو ونما کم ہو رہی ہو تو بعض اوقات اس سلسلے میں ہارمون دیئے جاتے ہیں۔

گردوں کے ناکارہ ہونے کے مرض میں مبتلا ADPKD کے مریضوں میں پہلے نصف کو 60 سال کی عمر تک ڈائیلائیسز یا گردوں کے ٹرانسپلانٹ کی ضرورت پڑتی ہے تاکہ گردوں کا کام سنبھالا جا سکے۔ ARPKD کے مریض بچوں میں سے ایک تہائی کو یہ ضرورت دس سال کی عمر تک پہنچنے پر ہی پڑ جاتی ہے۔

جب گردے خون میں سے فالتو، فاسد اجزاء نکالنے کے قابل نہیں رہتے تو زہریلے مادے پیدا ہوتے ہیں جن کی علامات میں:

1۔ ٹھیک نہ ہونے کا احساس۔ تھکاوٹ۔

2۔ طاقت کی کمی۔

3۔ متلی اور قے کی کیفیت۔

4۔ قے آنا۔

5 سانس لینے میں مشکل۔

6۔ وزن میں کمی۔

7۔ توجہ مرکوز کرنے میں مشکل۔

8۔ ڈپریشن۔

9۔بھوک نہ لگنا۔

10۔تمام جسم میں درد کی کیفیت۔

11۔منہ کا ذائقہ بگڑنا۔

12۔ذہنی پراگندگی، الجھن، گھبراہٹ کی کیفیات۔

ڈائیلاسز خون میں سے فالتو، زہریلے اجزاء نکال باہر کرتا ہے۔ ڈائیلاسز کی مختلف قسموں میں HEMO DIALYSIS (HD) اور PERITONEAL DIALYSIS (PD) شامل ہیں۔

گردے کے ٹرانسپلانٹ کے ذریعے نیا گردہ کام نہ کر رہے گردوں کی جگہ لیتا ہے اور کام شروع کر دیتا ہے۔ جسم نئے گردے کو قبول کر لے اس لئے ایسی ادویہ لینی پڑتی ہیں جو قوت مزاحمت کو کم کر دیں تا کہ جسم نئے گردے کو مسترد نہ کر دے۔ انہیں Immune suppressor یا Anti Rejection Medicine کہا جاتا ہے۔

سائنسدان نت نئی تحقیقات کر رہے ہیں اور امید ہے کہ اس کے نتیجہ میں PKD کے علاج معالجہ میں بہتری آئے گی اور ہو سکتا ہے کہ جلد ہی ایسی ادویہ مل سکیں جن کے ذریعہ گردہ کی Cysts کو ختم کیا یا بننے سے روکا جا سکے۔

ڈائیلائیسز کے لئے تیاری

جب یہ تشخیص ہو جاتی ہے کہ گردے اپنا کام نہیں کر رہے اور لیبارٹری معائنہ کے بعد رپورٹس بھی خطرے کا اشارہ دے رہی ہیں کہ اب ڈائیلاسز ناگزیر ہے تو مریض ڈائیلاسز اور اس سے پہلے کی تیاری سے متعلق زیادہ سے زیادہ آگاہی حاصل کرنا چاہتے ہیں۔ مندرجہ ذیل اقدامات ڈائیلاسز کی تیاری میں اہم کردار ادا کرتے ہیں۔

ڈائیلاسز کے آغاز سے پہلے مریض کے ذہن میں بعض غلط فہمیاں ہوتی ہیں۔

1۔سب سے بڑی غلط فہمی یہ ہوتی ہے کہ لو جی ختم۔گردوں کا ناکارہ ہونا گویا زندگی کا خاتمہ ہے۔حالانکہ آجکل کے دور میں یہ بات بالکل غلط ہے۔اب ڈائیلاسز کے طریق علاج سے لوگ بہت لمبے عرصے تک زندہ رہ سکتے ہیں۔حال ہی میں جرمنی کے صوبہ باویریا(Bayern) میں ایک خاتون 61 برس کی عمر میں انتقال کر گئی جو 31 سال سے ڈائیلاسز کے طریق علاج سے زندگی گذار رہی تھی۔ یورپ کے بعض ڈاکٹر بھی مریض کے ڈائیلاسز پر آنے کو زندگی کا خاتمہ کہتے ہیں اور اکثر مریضوں کو گردوں کی ٹرانسپلانٹیشن کے بعد نئی زندگی کی مبارکباد دیتے ہیں اور یہ کہتے پائے جاتے ہیں کہ یہ تمہارا دوسرا جنم ہے۔ بہرحال ہمارے خیال میں ڈائیلاسز کی ابتدا سے زندگی کا ایک نیا باب کھلتا ہے۔طرز زندگی میں نئی تبدیلیاں آجاتی ہیں بعض مریض اسے دوسری ملازمت بھی کہتے ہیں جس میں مریض کبھی چھٹی نہیں کر سکتے۔ ہر چیز کے لئے منصوبہ بندی کرنا پڑتی ہے۔آپ کو اپنے وقت کا حساب رکھنا پڑتا ہے اور بغیر منصوبہ بندی کے آپ کہیں آجا نہیں سکتے۔بعض مریض انفیکشن کی وجہ سے اپنی بیماری سے لڑ رہے ہوتے ہیں۔بعض صورتوں میں ڈائیلاسز کے ساتھ بھی زندگی اتنی مشکل ہو جاتی ہے کہ مریض پریشان ہو جاتے ہیں۔کسی کا Fistula یا Stunt اس کے جسم کا ساتھ نہیں دے رہے ہوتے اور بھی مختلف قسم کی پیچیدگیوں کی وجہ سے مریض پریشانیوں کا سامنا کرتا ہے۔بعض مریض یہ بھی کہتے ہیں کہ خدا یہ سب دشمن کو بھی نہ دکھائے۔لیکن بعض خوش قسمت مریض ان سب چیزوں سے بچے رہتے ہیں اور عموماً ان کے ڈائیلاسز کے دورانیے پُرسکون گذر جاتے ہیں ان سے عموماً یہ سنا جاتا ہے کہ ڈائیلیسز کے برے خیال کو بھول کر خود کو خاندان، دوست، کام اور مشغلے میں مصروف رکھنا کامیابی کی کنجی ہے۔

یہ تصور کہ مریض ایک ڈائیلائیسز مشین سے تمام عمر کے لئے بندھ گیا صحیح نہیں کیونکہ بہرحال ڈائیلئیسز سنٹر میں ہر دوسرے دن چند گھنٹے مشین پر گذارنا۔HEMO DIALYSIS کی صورت میں یا PERITONEAL DIALYSIS کی صورت میں رات کو سونے کی

حالت میں ڈائیلائیسز کے عمل سے گذرنا ہوتا ہے۔ بہر حال یہ ضرور ہے کہ آپ کی زندگی تبدیل ہو جاتی ہے۔

2۔ڈائیلاسز کا خوف:۔اپنے خون کو سوئیوں اور ٹیوبوں کے ذریعہ سے مشین میں جاتے اور جسم میں واپس آتے دیکھنا شروع میں آسان نہیں ہوتا اور خوف میں مبتلا کر دیتا ہے۔ڈائیلاسز کے مرکز یا اسپتال میں شروع میں ساتھی مریضوں میں سے بعض کی خراب حالت، کچھ کے اعضاء کٹے ہوئے اور بعض کے بال گر چکے ہوتے ہیں دیکھ کر مریض پریشانی اور خوف سے دوچار ہو جاتا ہے اور جیسا کہ ہم جانتے ہیں خوف اور پریشانی سے ڈپریشن کی حالت تک پہنچنے میں کچھ زیادہ وقت نہیں لگتا۔مریض پر احساس مظلومیت طاری ہو سکتا ہے۔چند غصہ میں مبتلا ہو جاتے ہیں۔اس سوچ کے ساتھ کہ میں ہی کیوں؟ آخر مَیں ہی کیوں جو اس خوفناک صورت حال کا شکار ہوں۔کیا میں زندہ رہ سکوں گا؟ یا موت میرا مقدر ہے اور وہ بھی تکلیف اور بیماری کے ساتھ۔جو مریض اس مرض کے ساتھ اپنے نئے کردار کے ساتھ۔اس نئی صورت حال سے نبرد آزما ہونے کے لئے مثبت سوچ رکھتے ہیں وہ اس تمام مشکل سے نمٹ سکتے ہیں۔کیونکہ ڈائیلاسز کے ساتھ ساتھ آپ کو اپنے کھانے پینے کا نظام بدلنا پڑتا ہے۔چونکہ ڈائیلاسز میں خوراک کے سلسلے میں پابندیاں ہیں۔ایک مقرر حد سے زیادہ پانی/محلول کا استعمال ممنوع ہے اگر پابندی نہیں کی جائے گی تو تکلیف بھی مریض کو خود ہی اٹھانا ہے کیونکہ ڈائیلاسیئسز کے مریض کا ہر ڈائیلاسز کے بعد آئیڈیل وزن ضروری ہے جو تمام امور کو مدنظر رکھتے ہوئے ماہر امراض گردہ نے تجویز کیا ہوتا ہے۔

طبی عملہ کی ایک کارکن KERSTIN NIEDEHOFER کے مطابق جو مریض ڈائیلائیسز سنٹر میں مثبت رویہ کے ساتھ داخل ہوتا ہے اس کا ڈائیلائیسز بہت بہتر ہوتا ہے۔ بجائے اس مریض کے جو پریشان اور منفی رویہ اختیار کئے ہوئے ہو۔یاد رکھیں ڈائیلاسز کی مشین آپ کی زندگی کو قائم رکھنے کے لئے ہے۔سو اپنے علاج اور علاج کرنے والوں کے شکر گذار

رہیں جن کی کوشش سے آپ اپنے پیاروں کے ساتھ ہنسی خوشی زندگی گذار رہے ہیں جنہیں آپ چاہتے ہیں مزید برآں ڈائیلائیسز کے بعد آپ صحت مند افراد کی طرح کچھ پابندیوں کے ساتھ زندگی کا لطف اٹھا سکتے ہیں۔

3۔میری زندگی حقیقی معنوں میں کامیاب زندگی شمار ہوگی جب مجھے ٹرانسپلانٹیشن کے ذریعہ گردہ مل گیا ہوگا۔درست۔ڈاکٹر صاحبان کی اکثریت بھی یہی کہتی ہے۔لیکن ڈائیلائیسز کے سب ہی مریض ٹرانسپلانٹیشن کے قابل نہیں ہوتے اور اگر صورت حال یہ ہے تو کیا آپ زندگی سے بیزار ہو جائیں گے۔جواب نہیں میں ہے۔آپ ڈائیلائیسز سے زندہ بھی رہ سکتے ہیں اور تھوڑی بہت اونچ نیچ کے ساتھ بھرپور زندگی گذار سکتے ہیں۔یہ ضرور یاد رکھیں کہ آپ کے پیاروں کو آپ کی ضرورت ہے۔اس کے علاوہ ٹرانسپلانٹیشن کے انتظار میں بھی بعض مریضوں کو لمبا عرصہ لگ جاتا ہے۔انہیں بھی ڈائیلاسز کے طریق علاج کا مرحلہ خوشی خوشی گذار لینا چاہیے۔

4۔ڈائیلاسز کے اکثر مریض اس بات سے بھی پریشان ہو جاتے ہیں کہ ان پر علاج ٹھونسا جارہا ہے اور ہدایات دی جارہی ہیں۔اس مرض کی وجہ سے ان کی اپنی کوئی رائے ہی نہیں رہی۔ یہ تو درست ہے کہ آپ کا ڈاکٹر اور طبی عملہ اپنے کام میں ماہر ہیں اور وہ دلی طور پر آپ کا علاج کر رہے ہیں لیکن چونکہ آپ ایک مشین سے وابستہ رہ کر زندہ ہیں اس لئے اپنے طریق علاج سے مکمل طور پر آگاہی رکھیں۔آپ جتنا زیادہ علم رکھتے ہوں گے اتنا ہی ذہنی اور جسمانی طور پر ڈائیلاسز سے فائدہ حاصل کر سکیں گے۔

5۔بعض مریض یہ غلط خیال کرتے ہیں کہ اب ہم پڑھائی یا کام سے گئے۔یہ خیال صحیح نہیں۔اپنے ڈائیلاسز کے مرکز میں ساتھی مریضوں کا جائزہ لیں اکثر کام کر رہے ہوں گے۔ انتظامی افسران، جج صاحبان، بینکرز غرض ہر شعبہ زندگی سے تعلق رکھنے والے افراد ہوں گے جو ڈائیلاسز کے علاج کے ساتھ ساتھ زندگی میں مصروف عمل ہوں گے۔سو ہمت ہارے بغیر اپنے

معمول کے کام جاری رکھیں۔

6۔ڈائیلاسز کے مریض تعطیلات گذارنے سفر پر بھی جا سکتے ہیں بس یہ تبدیلی ہے کہ اس میں پہلے سے منصوبہ بندی اور انتظامات کی ضرورت بہر حال ہوگی۔

ACCESS

کاتھیٹر Catheter،فسٹولا Fistula اور گرافٹ Graft:۔ڈائیلاسز سے پہلے اس امر کو مدنظر رکھتے ہوئے کہ آپ نے ڈائیلاسز کا کونسا طریق اختیار کرنا ہے آپ کو اوپر بیان کئے گئے تینوں طریقوں میں سے کوئی ایک اختیار کرنا ہوگا تا کہ جسم اور مشین کا رابطہ کرنے کے لئے مناسب انتظام ہو سکے۔اگر آپ نے PERITONEAL DIALYSIS (PD) چنا ہے تو آپ کو کاتھیٹر PD کی ضرورت ہوگی جس کی جگہ پیٹ کے نچلے حصہ میں بنائی جاتی ہے۔ PD کرنے کے لئے ایک خصوصی محلول اس کاتھیٹر Catheter کے ذریعہ جسم میں داخل کیا جاتا ہے اور ایک مقررہ وقت پر اس محلول کا نکاس اس کاتھیٹر Catheter کے ذریعہ عمل میں لایا جاتا ہے۔اس عمل کو مبادلہ (Exchange) کا عمل کہا جاتا ہے اور یہ مریض کے خون کو صاف کر دیتا ہے۔

اگر مریض نے HEMODIALYSIS کا طریق علاج چنا ہو تو اس کی خون کی نالیوں کو مشین سے ملانے کے لئے دو طریق اختیار کئے جاتے ہیں۔

ARTERIOVENOUS (AV) FISTULA یا ARTERIOVENOUS (AV) GRAFT یہ مریض کے بازو یا ٹانگ میں تخلیق کئے جاتے ہیں تا کہ ان کے ذریعہ خون جسم سے ڈائیلاسز مشین اور پھر واپس جسم میں پہنچ سکے۔

اپنے ڈائیلاسز کے طریق سے متعلق فیصلہ کرنے سے پہلے مریض کو ہر طریق علاج سے

متعلق آ گاہی حاصل کرنی چاہیے۔ اپنے ماہر امراض گردہ ڈاکٹر سے مشورہ کرنا چاہیے اور یہ سب کچھ ڈائیلاسز کی ضرورت سے کافی عرصہ پہلے کر لینا چاہیے کیونکہ اس منصوبہ بندی کے لئے وقت درکار ہوتا ہے۔

PD کا تھیٹر CATHETER

اگر آپ نے PD کا انتخاب بطور علاج کیا ہے تو آپ کا ڈاکٹر معائنہ کے دوران یہ جانچ پڑتال کرے گا کہ پیٹ میں کسی قسم کے کوئی مسائل تو نہیں ہیں مثلاً ہرنیا یا معدہ کی دیواروں کے عضلات کی کمزوری۔ اگر ڈاکٹر کے مطابق آپ کا PD ممکن ہو تو آپ کو اس CTHETER لگانے کے لئے جراحی کے عمل سے گذرنا ہو گا۔ طبی عملہ آپ کو آپریشن جراحی سے پہلے اور بعد کے امور سے متعلق آ گاہی دے گا۔ عمل جراحی کے بعد بھی آپ کو ڈاکٹر کے پاس جانا ہو گا جو جراحی کے عمل کی کامیابی کا جائزہ لے گا۔ مریض عمل جراحی کے بعد اسی دن گھر جا سکتا ہے۔ PD کا تھیٹر CTHETER ایک لمبی اور پنسل جتنی موٹائی رکھنے والی نرم، لچکدار پلاسٹک کی ٹیوب ہے اسے ایک طرف PERITONEAL CAVITY خلا میں داخل کیا جاتا ہے اور باقی ماندہ پیٹ کے نچلے حصہ سے ناف کے نزدیک جسم سے باہر نکالا جاتا ہے اس جگہ کو CATHETER کی خارجی سمت کہا جاتا ہے۔ CATHETER کو دو طریق سے پیٹ میں لگایا جاتا ہے۔

LAPAROSCOPIC

یہ عام طور پر استعمال ہونے والا طریقہ ہے۔ اس میں جسم کو مقامی طور پر بے حس کر دیا جاتا ہے۔ پیٹ میں دو چھوٹے شگاف ڈالے جاتے ہیں ایک شگاف LAPAROSCOPE

کے لئے ہے جس کے ذریعہ سرجن PERITONEAL خلا میں دیکھ سکتا ہے۔ دوسرا شگاف CATHETER کے لئے ہے جسے پیٹ کی خارجی دیوار سے گذارہ جاتا ہے اور خارجی سمت باہر نکالی جاتی ہے اور ڈائیلائیسز کے لئے استعمال میں لائی جاتی ہے۔

2۔ جراحی

یہ ایک اور عام استعمال ہونے والا طریقہ ہے جسم کو مقامی طور پر بے حس کیا جاتا ہے۔ سرجن پیٹ کی دیوار میں شگاف کر کے Catheter کاتھیٹر کو مناسب جگہ پر Peritoneal جوف/ خلا میں پہنچا دیتا ہے اور اس کا دوسرا سرا پیٹ کی دیوار کے ساتھ ساتھ گذار کر مناسب مقررہ جگہ سے باہر نکال لیا جاتا ہے۔ یہ خارجی سمت ڈائیلاسز کے لئے استعمال میں لائی جاتی ہے۔

Catheter کاتھیٹر کے ساتھ 6،4 انچ کی نلکی منسلک کی جاتی ہے (ا) جس کے دوسرے سرے پر Valve لگا ہوتا ہے (ا) اسے ٹرانسفر سیٹ کہا جاتا ہے جو ڈائیلاسز کے عمل کے دوران کاتھیٹر کو کھولنے یا بند کرنے کے لئے ہوتا ہے۔ یہ ٹرانسفر سیٹ ڈائیلائیسز سنٹر میں بعد میں بھی لگایا جا سکتا ہے لیکن انفیکشن سے بچنے کے لئے بہتر ہے کہ اسے آپریشن کے ساتھ ہی لگا لیا جائے۔ جراحی کے بعد ڈاکٹر مریض کا بلڈ پریشر، نبض اور کاتھیٹر کے اخراج کے مقام کا معائنہ کرتے ہیں اور عموماً اسی دن مریض کو گھر جانے کی اجازت دے دیتے ہیں سوائے چند مریضوں کے جنہیں ایک رات اسپتال میں رکھا جاتا ہے تاکہ آپریشن کی کامیابی کی جانچ پڑتال ہو سکے۔

مریض اس آپریشن کے بعد پیٹ کے مقام پر بے چینی اور بے آرامی محسوس کر سکتا ہے اس کے لئے دافع درد ادویہ بھی دی جاتی ہیں۔ مریض کے آپریشن کے مقام پر چونکہ پٹیاں ہوتی ہیں اس لئے اس جگہ کو خشک رکھا جائے۔ مریض کو چند دن کے بعد معائنہ کے لئے ڈاکٹر کے

پاس جانا ہوتا ہے۔ مریض اپنی پٹیاں ڈاکٹر کی اجازت کے بغیر خود ہی تبدیل نہیں کر سکتے۔ طبی عملہ اور ڈاکٹر یہ یقین کرنا چاہتے ہیں کہ آپریشن کے مقام پر سب اچھا ہے اور کاتھیٹر کے ساتھ کوئی مسئلہ نہیں ہے۔ مریض کو یہ اعتماد بھی ہونا چاہیے کہ Peritoneal ڈائیلاسز کی ابتدا کے ساتھ ہی طبی عملہ ہمہ وقت اسے مدد کے لئے میسر رہے گا۔ کاتھیٹر لگنے کے 2 ہفتے بعد ڈائیلاسز کے لئے استعمال کیا جاسکتا ہے۔ اس کا فیصلہ آپ کا ماہر امراض گردہ ہی کرے گا۔

HEMODIALYSIS کے لئے Fistula کا لگانا

AV FISTULA آپ کی اپنی خون کی نالیوں کو استعمال میں لا کر آپ کی ایک شریان کو آپ کی ایک ورید سے جوڑ کر تخلیق میں لایا جاتا ہے۔ یہ امر بہت بہتر ہوگا کہ Fistula تخلیق کرنے کا فیصلہ مریض کو دیکھتے ہوئے ڈائیلاسیسز سے بہت پہلے کر لیا جائے۔ اس لئے کہ Fistula قابل استعمال ہونے کے لئے تقریباً 5 سے 6 ماہ کا عرصہ لے سکتا ہے۔ ڈاکٹر FISTULA کو ان مریضوں میں جو ہیموڈائیلاسز کروانے کا فیصلہ کرتے ہیں Graft اور Catheter کی نسبت ترجیح دیتے ہیں۔ اس کی وجہ یہ ہے کہ FISTULA میں خون کا بہاؤ بہتر ہوتا ہے پھر یہ بہت عرصہ کام کے قابل رہتا ہے کیونکہ یہ جسم کا ایک قدرتی حصہ ہوتا ہے۔ اپنی ہی شریان اور ورید سے تخلیق کیا گیا ہوتا ہے۔ Fistula کی جراحی سے پہلے سرجن ایک Test کے ذریعہ یہ معلوم کرتا ہے کہ آپ کی وریدیں اتنی لمبی ہیں کہ Fistula تخلیق کیا جا سکے۔ اگر یہ ممکن ہو تو مریض کو بے ہوش کر کے یہ آپریشن کیا جاتا ہے۔ گو ڈاکٹر مقامی طور پر بھی آپریشن کی جگہ کو بے حس کر دیتا ہے۔ اس آپریشن کا دورانیہ تقریباً 30 منٹ ہوتا ہے۔ سرجن آپ کی شریان میں شگاف لگاتا ہے اس کے بعد ورید کو کاٹ کر شریان کے شگاف سے سلائی کر کے جوڑ دیتا ہے۔

سرجن آپ کو Fistula کی جگہ کو Elivate رکھنے کی ہدایت کرتا ہے۔ دافع درد ادویہ

استعمال کرنے کو کہتا ہے۔ Fistula کی مضبوطی اور بہتری کے لئے ربر بال مٹھی میں رکھ کر دبانے کی ورزش بھی کی جاتی ہے۔ اس کے علاوہ Fistula والے بازو پر مستقبل میں بھی زیادہ وزن نہ ڈالا جائے اور اس بازو سے نہ تو خون لیا جائے اور نہ ہی فشار خون (بلڈ پریشر) چیک کیا جائے۔

گرافٹ (Graft) کا لگانا

اگر آپ کی وریدیں (VEINS) فسٹولا (Fistula) کے لئے چھوٹی ہوں یا بند ہوں تو ڈاکٹر وریدی شریانی گرافٹ AV GRAFT لگانے کو کہے گا۔ گرافٹ ایک نلکی ہے جو شریان اور ورید کو ملانے کے لئے مریض کے جسم میں لگائی جاتی ہے۔ یہ آپریشن قریباً 30 منٹ کا ہوتا ہے۔ سرجن گرافٹ (GRAFT) کا ایک سرا ورید اور دوسرا سرا شریان سے جوڑ دیتا ہے۔ وہ نلکی کو سیدھا یا (LOOP) کی شکل میں سی کر ملا دیتا ہے۔ گرافٹ 2 سے 6 ہفتوں میں ڈائیلاسز (Dialysis) کے لئے قابل استعمال ہو جاتی ہے لیکن عموماً ڈاکٹر 6 ہفتوں کا انتظار کرتے ہیں تا کہ یقین ہو جائے کہ زخم بھر گیا ہے اور گرافٹ ڈائیلائیسز کے لئے استعمال ہو سکتی ہے۔

جیسا کہ ہم اس سے پہلے کاتھیٹر (Catheter) کا ذکر PD کے حصہ میں کر چکے ہیں یاد رکھیں کہ کاتھیٹر (Catheter) HD میں بھی استعمال کیا جاتا ہے جب کسی HD کے مریض کا فوری طور پر ابتدائی ڈائیلاسز کرنا ہو تو خون کو جسم سے ڈائیلائیسز مشین تک پہنچانے اور جسم میں واپس لانے کے لئے کاتھیٹر (Catheter) کی ضرورت پڑتی ہے جو فسٹولا (Fistula) یا گرافٹ (Graft) کے قابل استعمال ہونے تک کام دے سکے۔ بعض مریض ہمیشہ ہی کاتھیٹر کے ذریعہ HD کروانا چاہتے ہیں لیکن تمام طبی ماہرین اس کی مخالفت کرتے ہیں۔ ان کے مطابق کاتھیٹر کے ذریعہ انفیکشن کے علاوہ خون جمنے کا خطرہ بھی رہتا ہے اور بعض اوقات

(Dialysis) ڈائیلاسز ہونا ناممکن ہو جاتا ہے۔ علاوہ ازیں چونکہ کا تھیٹر ایک پتلی نلکی ہوتی ہے اس لئے اس میں خون کا بہاؤ سست ہونے کے باعث ڈائیلاسز اس بہتر معیار کا نہیں ہوتا جیسا فسٹولا (Fistula) یا گرافٹ (Graft) میں ہوتا ہے۔

بعض مریض ڈائیلاسز کے لئے فسٹولا (Fistula) یا گرافٹ کے لئے بغیر کسی کی مدد کے اپنی دونوں سوئیاں (Needles) خود جسم میں داخل کر لیتے ہیں تاکہ انہیں ڈائیلاسز مشین سے منسلک کیا جا سکے۔ اس طریق کو (SELF CANNULATION) کہا جاتا ہے جو بہت تھوڑی سی تربیت کے بعد سیکھا جا سکتا ہے۔

زیادہ تر طبی ماہرین ڈائیلاسز مشین سے انسانی جسم کی وریدوں اور شریانوں کو منسلک کرنے کے لئے فسٹولا (FISTULA) کے طریق کو ''(سنہرا طریق)'' کہتے ہیں۔ ان کے مطابق اس طریقے میں دوسرے طریقوں کی نسبت

1۔ انفکشن کا خطرہ بہت کم ہے۔

2۔ خون جمنے کا خطرہ کم ہے۔

3۔ ڈائیلاسز معیاری ہوتا ہے۔

4۔ خون کا بہاؤ بہترین ہوتا ہے۔

5۔ دیرپا ہے۔ اگر مناسب احتیاط کی جائے تو کئی عشروں تک چل سکتا ہے۔

(FISTULA) فسٹولا کے لئے احتیاطی تدابیر

ڈائیلاسز کے نصف سے زیادہ مریض (FISTULA) فسٹولا کے ذریعہ ڈائیلاسز کرواتے ہیں کیونکہ یہ آسان، صحت مند اور بہترین نتائج کا حامل ہے۔ یہ محفوظ طریق ہے لیکن بہرحال احتیاطی تدابیر کی ضرورت تو پڑتی ہے جو درج ذیل ہیں۔

A۔ فسٹولا کو صاف رکھیں۔

B۔ درد، سرخی اور سوجن فسٹولا کے مقام پر ہونا خطرناک امر ہے۔ فوراً ڈاکٹر کو اطلاع دیں۔

C۔ اگر بخار ہو تو یہ انفیکشن کی علامت ہو سکتا ہے۔

D۔ ڈائیلاسز سے پہلے اپنے فسٹولا والے بازو کو دھو کر خشک کر لیں۔

E۔ خون کا بہاؤ آپ کے فسٹولا میں سے روانی سے ہونا چاہیے۔

اس لئے:

1۔ تنگ کپڑے نہ پہنیں۔ عورتیں زیورات وغیرہ نہ پہنیں۔

2۔ سامان اٹھاتے ہوئے احتیاط رکھیں کہ فسٹولا والے بازو پر کوئی دباؤ نہ پڑے۔

3۔ بلڈ پریشر فسٹولا والے بازو سے چیک نہ کیا جائے۔

4۔ بیٹھے اور سوئے ہوئے احتیاط رکھیں کہ فسٹولا والے بازو پر کوئی وزن نہ آجائے۔

5۔ فسٹولا میں سے خون کے بہاؤ کو انگلی رکھ کر چیک کرتے رہیں۔

(FISTULA) فسٹولا سے کچھ مریضوں کو چند مسائل بھی ہیں۔

1۔ قابل استعمال ہونے میں لمبا عرصہ لگتا ہے۔

2۔ بازو میں جہاں فسٹولا (FISTULA) لگایا گیا ہو وہاں ورید پھول جاتی ہے۔

3۔ بعض مریضوں میں شریانوں، وریدوں یا بعض دوسری طبی صورت حال کے باعث فسٹولا لگانا ممکن نہیں ہوتا۔ اس سلسلہ میں اپنے ڈاکٹر سے بات کرنا بہتر ہوگا۔ لیکن آپ کا پہلا (Option) چناؤ (Fistula) فسٹولا ہونا چاہیے۔

احتیاطی تدابیر

برائے کاتھیٹر (Catheter) جیسا کہ ذکر کیا جا چکا ہے کہ کاتھیٹر HD میں فوری ضرورت کی صورت میں استعمال کیا جاتا ہے۔ زیادہ دیر تک اس طریق کو استعمال کرنا مناسب نہیں ہو

گا۔

چونکہ کاتھیٹر (CATHETER) جسم کے اندر اور باہر دونوں طرف ہوتا ہے اس لئے انفیکشن کا زیادہ احتمال ہوتا ہے۔اس سے بچنے کے لئے مندرجہ ذیل احتیاطی تدابیر ملحوظ رکھنی چاہئیں۔

☆ بہت ضروری امر یہ ہے کہ کاتھیٹر کو ہر وقت صاف اور خشک ہونا چاہیے اس کا مطلب یہ ہے کہ تیرنا اور نہانا ممکن نہیں البتہ شاور لیا جا سکتا ہے۔کاتھیٹر کو پٹیوں سے ڈھانپ کر یا جسم کو گیلے کپڑے (تولیہ) سے صاف کیا جائے۔اس معاملے میں اپنے ڈاکٹر یا طبی عملہ سے ضروری حفاظتی تدابیر پوچھ لیں۔

☆ احتیاط برتیں کہ کاتھیٹر پر کپڑے بدلتے ہوئے کھنچاؤ اور دباؤ نہ پڑے۔آپ کا طبی عملہ آپ کو ضروری احتیاطی تدابیر سے متعلق معلومات فراہم کرے گا۔

☆ انفیکشن کی علامات مثلاً سرخی، سوجن، درد، پیپ یا بخار کا دھیان رکھیں اور ایسی حالت کے آثار نظر آتے ہی ہنگامی طور پر اپنے ڈائیلاسز سنٹر کو مطلع کریں۔

☆ ڈائیلاسز کے دوران اس امر کا دھیان رکھیں کہ طبی عملہ کے افراد کاتھیٹر کو ڈائیلاسز مشین سے منسلک کرتے ہوئے دستانے اور ماسک پہنے ہوئے ہوں۔آپ بھی ماسک پہنیں اور کاتھیٹر کا سرا کھلی ہوا میں نہ ہو۔

☆ کاتھیٹر کے ذریعہ ڈائیلاسز کے دوران زیادہ ہلنا جلنا ٹھیک نہیں کوشش کر کے ایک بہترین اور آرام دہ حالت میں ڈائیلاسز کے عمل سے گذریں۔

☆ کاتھیٹر کے ارد گرد نوکدار اشیاء اور قینچی وغیرہ ہرگز نہ رکھیں۔

☆ قصہ مختصر یوں کہ FISTULA یا GRAFT کے قابل استعمال ہونے تک کاتھیٹر CATHETER پل کا کام دیتا ہے۔

پچھلے ابواب میں بتایا جا چکا ہے کہ PD کے لئے پیٹ کا کاتھیٹر (CATHETER)

ایک طریقہ ہے جس کے ذریعہ PERITONEAL خلا میں ڈائیلائیسز کا محلول داخل اور خارج کیا جاتا ہے۔ یہ کاتھیٹر جراحی کے بعد 2 ہفتوں میں قابل استعمال ہو جاتا ہے بلکہ بعض صورتوں میں اس سے بھی پہلے۔ چونکہ اس میں بھی انفیکشن کا بہت زیادہ امکان ہوتا ہے اس لئے احتیاط کی جائے۔

☆ ماسک لگا لیں۔ ہاتھوں کو رگڑ رگڑ کر صابن سے دھوئیں تا کہ کوئی جرثومہ نہ رہ جائے۔ کاغذی رومال سے ہاتھ صاف کریں۔ اس کے بعد کسی اور چیز کو ہاتھ نہ لگائیں۔

☆ اپنے کاتھیٹر کے خارجی سرے کو ہر روز چیک کریں کہ کوئی سوراخ یا ٹوٹ پھوٹ تو نہیں ہے۔ کاتھیٹر کے اخراج کی جگہ پر جسم میں درد، خشکی، پیپ، سوجن یا سرخی تو نہیں؟ یا یہ جگہ سخت تو نہیں ہو گئی۔ اگر کوئی بھی تبدیلی محسوس کریں تو فوری طور پر اپنے ڈائیلائیسز سنٹر سے رابطہ کریں۔ دن میں ایک بار یہ جائزہ ضرور لیں۔

ڈائیلاسز DIALYSIS

ڈائیلاسز اس طریق علاج کو کہتے ہیں جس کے ذریعہ خون میں سے فاسد مادے اور فاضل پانی علیحدہ کر کے خارج کیا جاتا ہے۔ یہ وہ اہم ترین کام ہے جو گردے سرانجام دیتے ہیں گردوں کے ناکارہ ہو جانے کی صورت میں یہ مصنوعی طریقہ اختیار کیا جاتا ہے۔ ڈائیلاسز کی دو اقسام ہیں۔

1۔ HAEMO DIALYSIS (HD)

2۔ PERITONEAL DIALYSIS (PD)

دونوں طریقہ ہائے علاج میں خون میں سے کریٹینین (CREATININE)، یوریا، یورک ایسڈ اور دیگر فاسد مادے اور فاضل پانی اس طرح علیحدہ کئے جاتے ہیں کہ خون کے اہم اجزاء یعنی خون کے خلیے (BLOOD CELLS) اور مقوی غذائی اجزاء (NUTRIENTS) متاثر نہ ہوں۔

آیئے اب ان دونوں طریقہ علاج پر ایک نظر ڈالتے ہیں۔

1۔ HAEMO DIALYSIS (HD)

علاج کا یہ طریقہ 1960ء کی دہائی سے استعمال ہو رہا ہے۔ جو ڈائیلاسز سینٹرز اور بعض افراد میں گھر پر بھی کیا جاتا ہے۔ اس طریق علاج میں ایک ڈائیلاسز مشین اور ایک مصنوعی گردہ کے ذریعہ علاج کیا جاتا ہے اور خون میں سے فاسد اجزاء اور فاضل پانی علیحدہ کیا جا سکتا ہے جبکہ اہم اور جسم کے لئے ضروری اجزاء خارج نہیں ہوتے۔

2۔ PERITONEAL DIALYSIS (PD)

1977ء سے PD تمام دنیا میں HD کے متبادل طریقۂ علاج کے طور پر استعمال ہو رہا ہے۔

اس طریق علاج میں جسم کے ایک حصہ پیریٹونیم کے ذریعہ خون صاف کیا جاتا ہے جو کہ پیٹ کی دیوار کے اندرونی جانب ایک قدرتی جھلی ہے۔ یہ پیٹ کے تمام اعضاء مثلاً معدہ، جگر وغیرہ کو ڈھانپے ہوئے ہے۔ یہ جھلی غبارہ نما ہے مگر اس میں مسام ہیں جن کی وجہ سے اس سے ڈائیلائیسز کا کام لیا جاتا ہے۔ جب خون کی نالیوں سے خون اس جھلی جس کی دو تہیں ہیں میں داخل ہوتا ہے تو پانی اور زہریلا فاسد مواد اس سے بآسانی گذر جاتا ہے لیکن خون کے خلیات بڑے ہونے کی وجہ سے رک جاتے ہیں اور خون میں ہی شامل رہتے ہیں۔ PERITONEUM کی دونوں تہوں کا درمیانی خلا PERITONEAL CAVITY کہلاتا ہے۔ اس خلا کو جس میں عام حالات میں 100 ملی لیٹر مائع موجود ہوتا ہے ڈائیلاسز کے مائع کے ذخیرہ کرنے کے لئے استعمال کیا جاتا ہے۔

اس میں پھیل جانے اور 5 لٹر تک مائع موجود رکھنے کی گنجائش ہوتی ہے۔ اس کی مثال حمل کے دوران خواتین کی حالت سے بھی دی جاسکتی ہے کہ بچہ بڑا ہوتا رہتا ہے اور شکم میں اس کے لئے جگہ بنتی جاتی ہے۔

جیسا کہ پچھلے ابواب میں ذکر کیا جاچکا ہے (CKD) کے مریضوں کا علاج مندرجہ ذیل 3 طریقوں سے ہوسکتا ہے۔

1۔ HAEMO DIALYSIS HD

2۔ PERITONEAL DIALYSIS PD

3۔ Kidney Transplantation گردوں کی ٹرانسپلانٹیشن

CKD کے مریضوں کو اصولی طور پر HD اور PD کے درمیان فیصلہ کرنا ہوتا ہے کہ وہ کونسا طریقۂ علاج اختیار کرنا چاہتے ہیں۔ اس فیصلہ میں طبی عوامل کے ساتھ ساتھ مریض کی بیماری کی صورتحال اور طریق علاج سے زندگی پر پڑنے والے اثرات اہم کردار ادا کرتے ہیں۔

HD میں خون کی صفائی جسم کے باہر ڈائیلاسز مشین کے ذریعہ اور PD میں خون کی صفائی

اندرون جسم ہوتی ہے۔ دونوں طریقۂ علاج مندرجہ ذیل امور کو سرانجام دینے کے لئے استعمال ہوتے ہیں۔

(1) خون کی صفائی، فاسد زہریلے مادے جو جسم کے لئے نقصان دہ ہوتے ہیں انہیں خون میں سے نکالنا۔

(2) اضافی سیالات کو جسم سے نکالنا (الٹرافلٹریشن)

HD: اس طریق علاج کا آغاز 1960ء کی دہائی میں ہوا۔ آج تک CKD کے مریضوں کے لئے سب سے پسندیدہ طریقۂ علاج سمجھا جاتا ہے۔ اس طریق علاج میں فاسد مادوں سے بھرا ہوا خون (جس میں پوٹاشیم اور فاسفیٹ کی بڑھی ہوئی مقدار پائی جاتی ہے ڈائیلاسز مشین میں پہنچایا جاتا ہے جس کا اہم ترین حصہ (DIALYZER) کہلاتا ہے۔ اسے مصنوعی گردہ بھی کہتے ہیں۔

5 گھنٹے کے ڈائیلاسز میں تقریباً 75 لٹر خون اور تقریباً 150 لٹر ڈائیلاسز سیال ڈائیلائیزر DIALYSER سے گذرتا ہے۔ اس طرح مریض کا خون تقریباً 15 مرتبہ ڈائیلائیسز مشین میں داخل ہوتا اور وہاں سے خارج ہو کر انسانی جسم میں داخل ہوتا ہے۔ اسی طرح ایک سال میں 23 ہزار لٹر ڈائیلاسز سیال سے انسانی خون کا واسطہ پڑتا ہے۔ چونکہ دونوں ڈائیلائیزر میں متوازی بہہ رہے ہوتے ہیں اور ڈائیلائیزر اپنا مفوضہ کام کر رہا ہوتا ہے۔ ڈائیلائیزر کی کارکردگی سے زیادہ یہ امر اہمیت رکھتا ہے کہ ڈائیلاسز کرتے وقت کتنی احتیاط اور دیکھ بھال رکھی گئی ہے اور مریض اطمینان اور بہتری محسوس کر رہا ہو۔

خون کو مریض کی حالت کے مطابق 3 سے 5 گھنٹے تک جسم سے مشین اور پھر جسم میں بار بار بہنا ہوتا ہے۔ ڈائیلاسز مشین سے خون کے بہاؤ کی رفتار کو کنٹرول کرنے کے ساتھ ساتھ بعض اور حفاظتی امور کا دھیان بھی رکھا جاتا ہے۔ HD عموماً ہفتہ میں 3 دن، 3 سے 5 گھنٹے ڈائیلاسز سنٹر/ اسپتال میں کیا جاتا ہے۔ HD کے دو اور طریقے بھی ہیں جو زیادہ استعمال نہیں ہوتے۔

1۔رات کا ڈائیلاسس جو 8،10 گھنٹے جاری رہے۔

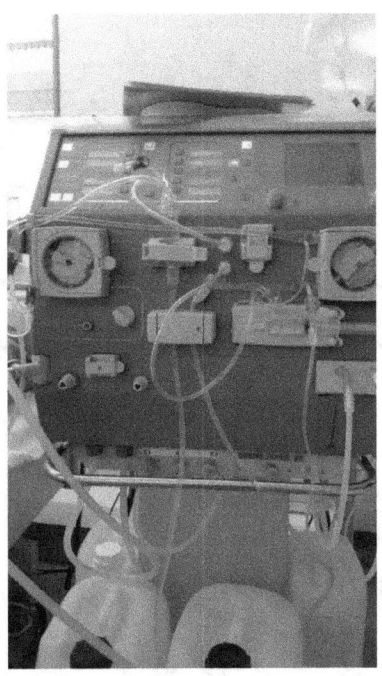

2۔ہفتہ میں 5،6 دن 2،3 گھنٹے کا ڈائیلاسس۔

DIALYSERڈائیلائیزر (مصنوعی گردہ)

پائپ نما ڈائیلائیزر میں جو پتلی پتلی نلکیوں سے بھرے ہوتے ہیں خون انسانی جسم سے پلاسٹک کی ٹیوبوں سے ڈائیلائیسز لائن (فسٹولا، گرافٹ، کاتھیٹر) کے ذریعہ ڈائیلاسز مشین میں آتا ہے اور پتلی نلکیوں یاHOLLOW FIBRES جھلیوں کی اندرونی سمت بہتا ہے جبکہ ڈائیلاسز سیال اس کی بیرونی سمت لگاتار بہنے کا عمل جاری رکھے ہوئے ہوتا ہے اور خون میں سے فاسد، فاضل مادے اور پانی کو نکالتا ہے۔

ڈائیلاسز مشین DIALYSIS MACHINE

یہ مشین مندرجہ ذیل کام کرتی ہے۔

(1) جسم سے خون ڈائیلاسز لائن کے ذریعہ حاصل کرکے Pump صفائی کے عمل کے بعد دوبارہ واپس پہنچانا۔

(2) یہ ڈائیلاسز سیال کو گرم کرکے مصنوعی گردہ سے گذارنے کا عمل کرتی ہے۔

(3) تمام ڈائیلاسز کے دورانیہ میں DIALYSATE کے اجزاء کی نگرانی رکھتی ہے کہ اس میں مناسب اجزاء مناسب مقدار میں موجود ہوں۔

(4) اس امر کی نگرانی کہ خون میں ہوا داخل نہ ہو جائے۔ ہوا کی قلیل ترین مقدار بھی خون میں داخل ہو جانا انتہائی نقصان دہ ثابت ہوتی ہے۔

(5) خون کے دباؤ کی نگرانی

ڈائیلاسز سیال DIALYSATE OR DISLYSIS FLUID

زیادہ تر پانی پر مشتمل ہوتا ہے۔ ڈائیلاسز کے لئے استعمال ہونے والا پانی انتہائی مصفا ہوتا ہے۔ اس کی وجہ یہ ہے کہ مریض کے خون کا اس پانی سے تمام ڈائیلاسز میں واسطہ رہتا ہے۔ اس پانی میں ہر مریض کے جسم کی ضرورت کے مطابق کیلشیم اور بائی کاربونیٹ ملے ہوئے ہو سکتے ہیں۔ اس لئے ڈائیلاسز سنٹر میں ہر مریض کے DIALYSATE الگ الگ ہوتے ہیں

PD

اس طریق علاج کا آغاز 1977ء میں ہوا۔ اس میں DIALYSATE ایک مشین

(Cycler) کے ذریعہ یا سادہ طریق پر ایک پلاسٹک کی 5mm نلکی (PERITONEAL CATHATER) کے ذریعہ پیٹ کے خلا (PERITONEAL CAVITY) میں داخل کیا جاتا ہے۔ خون کے فاضل فاسد مادے اور اضافی پانی اس جھلی کے ذریعہ خون سے نکل کر Dialysate میں شامل ہوتے ہیں۔ مشین Cycler اپنے مقررہ حساب سے DIALYSATE کو داخل اور خارج کرتی رہتی ہے۔ ہاتھ کے طریق میں مریض خود 4، 5 مرتبہ Dialysate داخل اور خارج کرتا ہے۔

HD اور PD دونوں کے کچھ مثبت اور منفی پہلو ہیں۔ یہ ہر مریض کے مرض کی حالت اور صوابدید پر ہے کہ وہ کونسے طریق سے ڈائیلائیسز کروانا چاہتا ہے۔ مریض اس سلسلہ میں اپنے ڈاکٹر سے مکمل راہنمائی حاصل کر سکتا ہے کہ کس طریق علاج سے اس کی گھریلو اور معاشرتی زندگی پر اچھا اثر پڑ سکتا ہے۔ گردہ کی ٹرانسپلانٹیشن ہر مریض کی خواہش ہوتی ہے لیکن بہر حال یہ بھی اتنی آسانی سے میسر نہیں آسکتی۔ اس پر ہم ٹرانسپلانٹیشن کے باب میں روشنی ڈالیں گے۔

ایک بات ضرور یاد رکھیں HD اور PD طریق علاج ایک دوسرے کے حریف نہیں بلکہ مرض کی صورت حال کے مطابق متبادل کا کردار ادا کرتے ہیں۔

ڈائیلاسز سنٹر میں

جب آپ ڈائیلاسز سنٹر میں داخل ہوتے ہیں۔ آپ کا وزن، بلڈ پریشر، نبض اور درجہ حرارت نوٹ کیا جاتا ہے۔ یاد رکھیں کہ ڈائیلاسز میں وزن کی بہت اہمیت ہے۔ مریض کا اندازاً ایک وزن مقرر کیا گیا ہوتا ہے۔ (تمام تشخیص اور معائنہ کے بعد) جسے آئیڈیل وزن کہتے ہیں۔ اس سے یہ فیصلہ کرنا مقصود ہوتا ہے کہ اندازاً ڈائیلاسز کے 3 سے 5 گھنٹوں میں مریض کے خون میں سے کتنا سیال نکالنا پڑے گا۔ اس کے بعد مریض کے جسم کو پلاسٹک ٹیوبز کے ذریعہ مشین سے ملا دیا جاتا ہے۔ (فسٹولا، گرافٹ یا کاتھیٹر) کی وساطت سے ڈائیلاسز کے دورانیہ میں آپ کو ایک طے شدہ مناسب مقدار میں کھانے، پینے کی اجازت ہوتی ہے۔ دورانیہ کے اختتام پر پلاسٹک کی ٹیوبز میں موجود خون کو سالٹ واٹر (Saline) کے ذریعہ واپس جسم میں داخل کر دیا جاتا ہے۔ اگر کاتھیٹر استعمال ہوا ہے تو Saline کی مدد سے اس میں موجود خون کو جسم میں داخل کر دیا جاتا ہے اور کاتھیٹر میں ہیپارین (HEPARIN) کی مقدار ہوتی ہے جو خون کو جمنے سے روکتی ہے۔ فسٹولا اور گرافٹ کی صورت میں سوئیاں نکال لی جاتی ہیں اور اس جگہ پر مناسب پٹیاں باندھ دی جاتی ہیں۔

دوبارہ وہی عمل دہرایا جاتا ہے یعنی بلڈ پریشر، نبض، درجہ حرارت اور وزن دیکھا جاتا ہے تاکہ طبی عملہ یقینی بنا سکے کہ آپ ٹھیک ہیں۔ یاد رکھیں اگر آپ کا بلڈ پریشر زیادہ ہے تو اس کا مطلب یہ ہے کہ آپ کا ڈائیلاسز صحیح نہیں ہو سکا۔ اور اگر بلڈ پریشر کم ہے تو اس کا مطلب یہ ہوا کہ زیادہ سیال جسم سے نکال لیا گیا ہے اور آئیڈیل وزن کو تبدیل کرنے کی ضرورت ہے۔

مریض کو اپنے ڈائیلاسز کے معاملہ میں اپنے محسوسات طبی عملہ کو بتاتے رہنا چاہئیں اور

جہاں بھی محسوس کریں کہ بہتر محسوس نہیں کر رہے فوراً طبی عملہ کو بتائیں تاکہ وہ بلڈ پریشر اور نبض وغیرہ چیک کر کے مشین کی رفتار کم، زیادہ کر سکیں۔ اسی طرح بعض اوقات مریض

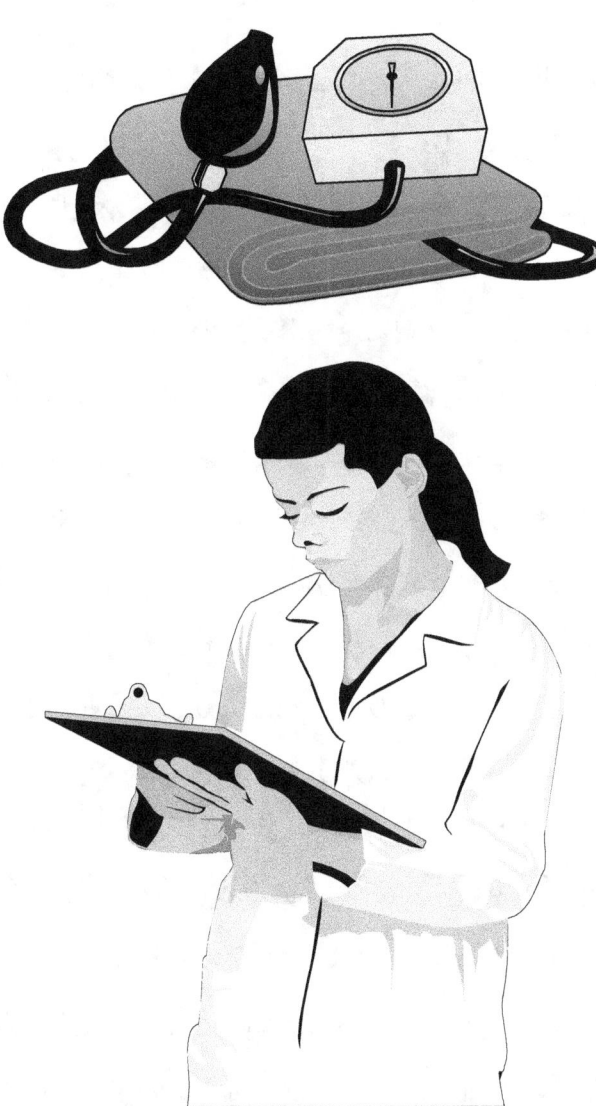

ڈائیلاسز کے دوران شدید سردی یا گرمی محسوس کرتے ہیں اس کی اطلاع بھی دی جائے تاکہ مشین کا درجہ حرارت صحیح کیا جاسکے۔

جن مریضوں کو EPO (ERYTHROPOIETIN) کا انجکشن لگانے کی ضرورت ہوتی ہے وہ بعض سنٹر میں ڈائیلاسز کے اختتام پر لگنے ہوتے ہیں۔ EPO امراض گردہ کے مریضوں کو اینیمیا سے بچانے میں مددگار جزو ہے۔ عام صحت مند گردے یہ خود پیدا کرتے ہیں لیکن جیسا کہ پہلے لکھا جا چکا ہے CKD کے اکثر مریض خون میں ہیموگلوبن کی کمی کی وجہ سے اینیمیا کا شکار ہو جاتے ہیں اور ان کا Hb 6-8g/dl ہو جاتا ہے جو بہت کم ہے EPO سے اسے بڑھا کر 10-12g/dl تک پہنچانا مقصود ہوتا ہے۔

HD عموماً زیادہ تکلیف دہ عمل نہیں ہے۔ لیکن بعض مریض ہر ڈائیلائیسز میں سوئیاں فسٹولا یا گرافٹ میں داخل کرنے کے عمل کو تکلیف دہ سمجھتے ہیں۔ بعض کو ٹانگوں کی اکڑن (CRAMPS) کا سامنا کرنا پڑتا ہے جو بہت ہی تکلیف دہ امر ہے اس میں بعض اوقات مریض کی چیخیں نکل جاتی ہیں۔ بعض مریضوں کا ڈائیلاسز کے دوران جسم سے زیادہ پانی نکل جاتا ہے جس سے ان کا بلڈ پریشر بہت گر جاتا ہے۔ اگر ایسا ہو تو اسے FLAT ہو جانا کہتے ہیں۔ اس میں مریض (Dizzy) چکرایا ہوا (Sick) بیمار انتہائی تھکن اور بعض اوقات قے کی کیفیت اور قے کر دینا۔ اس صورت میں سالٹ واٹر (SALINE) دیا جاتا ہے جس سے یہ کیفیت بہتر ہو جاتی ہے۔ گو اس کے اثرات بعد کے کافی وقت تک مریض محسوس کرتا رہتا ہے۔

ڈائیلاسز کے اثرات

یہ بات بالکل درست ہے کہ ڈائیلاسز کے آغاز میں مریض کے لئے شاک ہوتا ہے۔ زندگی کا تمام نظام تبدیل ہو جاتا ہے۔ بعض معاملوں میں آزادی ختم ہو جاتی ہے۔ جب آپ کا

ڈاکٹر اور طبی عملہ ہدایات دیتا ہے کہ یہ کرنا ہے اور یہ نہیں کرنا تو مریض کی زندگی ایک بحران کا شکار ہوتی نظر آتی ہے۔ مرض کے خوف کے ساتھ ساتھ ڈائیلاسز سے پہلے کی تیاریاں، ڈاکٹر کا بار بار معائنہ، لیبارٹری ٹیسٹ، الٹراساؤنڈ، ایکسریز، کمپیوٹر ٹوموگرافی (Tomography) یا CT سکین یہ تمام عوامل مل کر مریض کو بے یقینی، ڈپریشن، ذہنی انتشار، غصہ، خوف اور بعض اوقات جذباتی ٹوٹ پھوٹ اور جنون کا شکار بنا دیتے ہیں۔ اکثر اوقات گھریلو رنجشیں ان کیفیات کی وجہ سے بڑھ جاتی ہیں اور بعض عائلی رشتوں میں علیحدگی کی صورت بھی پیش آ جاتی ہے۔ یاد رکھیں یہ تجزیہ پوری دنیا کا ہے اور اس میں بعض معاشروں میں عائلی رشتوں میں نباہ اور وفاداری کے عوامل مثبت کردار ادا کرتے ہیں۔ مریض کے ساتھی (بیوی یا خاوند) اور لواحقین کو یہ سمجھ جانا چاہیے کہ مریض یہ سب کچھ مرض کی حالت میں کر رہا ہے اس لئے ان کا ردعمل مثبت ہونا چاہیے جو یقیناً مریض کی صورت حال بہتر بنانے میں معاون ہوگا۔

یہ بھی یاد رکھنا چاہیے کہ یہ ابتدائی جھٹکا ہے۔ جب مریض ڈائیلاسز کی زندگی کا عادی ہو جاتا ہے تو صورت حال بہت بہتر ہو جاتی ہے اور مریض اپنی پرانی حالت پر لوٹ آتا ہے۔

ڈائیلاسز کا آغاز مریض کو بہت سی تبدیلیوں سے آشنا کرتا ہے۔

(1) اسے ہفتہ میں 3 بار 3 سے 5 گھنٹوں کے لئے ڈائیلاسز سنٹر جانا پڑتا ہے۔ اپنی زندگی کی تمام مصروفیات ختم کرنا پڑتی ہیں لیکن یہ اوقات مریض کی زندگی بچانے کے لئے ازحد ضروری ہیں۔

(2) ڈائیلاسز کے مریض کو ایک لفظ بہت سننے کو ملتا ہے آپ کا آئیڈیل وزن (DRYWEIGHT) یہ تھا اور آپ ڈائیلاسز سے پہلے اتنے وزن کے ساتھ آئے ہیں۔ ابتدائی دنوں میں کیونکہ علم بھی نہیں ہوتا اور پرانی کھانے پینے کی عادتیں بھی تبدیل نہیں ہوتی ہیں تو عموماً مریض بہت زیادہ وزن کے ساتھ ڈائیلاسز سنٹر میں پہنچتے ہیں۔ یہ خود مریض کے لئے نقصان دہ ہوتا ہے۔ ڈاکٹر نے بہت سوچ بچار کے بعد یہ آئیڈیل وزن مقرر کیا ہوتا ہے۔

اس لئے ڈائیلاسز کے دورانیے میں آئیڈیل وزن سے زیادہ تمام سیال انسانی جسم (خون) سے ڈائیلاسز مشین سے نکالنا اور خون کی صفائی کرنا ضروری ہوتا ہے یہ تمام وقت مریض کے لئے انتہائی تکلیف کا باعث بھی ہوسکتا ہے۔ خصوصاً جسم میں اینٹھن اور (CRAMPS) کے حوالے سے)اس کے لئے یہ فارمولہ سمجھ لیں

آئیڈیل وزن سے جتنا زیادہ وزن اتنی ہی ڈائیلائیسز کے دوران تکلیف

اس میں دم کا گھٹنا سانس لینے میں دشواری اور بلند فشار خون وغیرہ شامل ہیں۔

(3) ڈائیلاسز کے مریضوں کو اپنی غذا میں پوٹاشیم کی زیادتی سے بچنے کے لئے ڈاکٹر یا ماہر غذائیت کی ہدایات پر بھی بھرپور عمل کرنا ہوتا ہے۔ ایک حد سے زیادہ بڑھی ہوئی پوٹاشیم کی مقدار ڈائیلائیسز کے مریض کے لئے بہت زیادہ نقصان دہ ہوسکتی ہے۔ نیز مریض کے خون میں کیلشیم اور فاسفورس کی مقدار کی سطح برقرار رکھنے والی غذاؤں کا استعمال کیا جانا چاہیے۔ آیئے اب ہم مریض کی ابتدائی حالت پر نظر ڈالتے ہیں۔

(1) بے یقینی:۔ ڈائیلاسز کے بعض مریض ابتدا میں اس بات سے سمجھوتہ ہی نہیں کر پاتے کہ وہ اب ڈائیلاسز پر ہیں اور یہ عمل تمام زندگی کے لئے سوائے اس کے کہ انہیں ٹرانسپلانٹ گردہ کی سہولت حاصل ہوجائے۔ وہ یہ خیال کرتے ہیں کہ یہ مرض 4,2 ہفتوں یا مہینوں کے لئے ہے اور وہ ٹھیک ہو جائیں گے اس لئے وہ ڈاکٹر اور طبی عملہ کی ہدایات کو خاطر میں نہیں لاتے۔

(2) خوف:۔ ڈائیلاسز کے مریض میں خوف کی کئی اقسام ملیں گی لیکن سب سے بڑا خوف موت کا خوف ہوتا ہے۔ کیا میری زندگی ختم ہو جائے گی۔ ڈائیلاسز کے مریض اس عمومی خوف کے علاوہ اپنے ڈائیلاسز کے طریق کار سے بھی خوفزدہ ہوتے ہیں۔ وہ سوئیوں سے اپنے جسم سے نکلتے اور داخل ہوتے خون کو دیکھ کر، درد کی وجہ سے، اپنے سے بھی زیادہ بیمار مریضوں کو دیکھ کر، کیا علاج صحیح ہو رہا ہے؟ مشین ٹھیک کام کر رہی ہے۔ جب مریض آہستہ آہستہ

ڈائیلاسز کا عادی ہو جاتا ہے تو اس کے خوف میں کمی آجاتی ہے۔

(3) ڈپریشن:۔ تحقیق کے مطابق ڈائیلاسز کے 40% مریض کسی نہ کسی وقت ڈپریشن کا شکار ہوتے ہیں۔ڈپریشن کی علامات

(۱) غم کی کیفیت۔

(۲) بھوک نہ لگنا۔

(۳) ارتکاز کی کمی۔توجہ نہ دے سکنا۔

(۴) Insomnia بے خوابی۔

(۵) زندگی سے کوئی دلچسپی نہ رہنا۔بعض مریض خودکشی کی خواہش رکھتے اور کوشش بھی کرتے ہیں لیکن ایسے لوگ کم تعداد میں ہوتے ہیں۔

(۶) ایسا مریض دوسروں کو تمام خرابیوں کی وجہ خیال کرتا ہے۔ چاہے وہ ماہر امراض گردہ ہو، نرس یا ٹیکنیشن ۔ اگر مشین ٹھیک کام نہیں کر رہی، سوئیاں لگنے میں کچھ وقت لگ گیا ہے یا ڈائیلاسز کے دوران مریض کی طبیعت ٹھیک نہیں ہے۔ ان سب باتوں میں اس کے خیال میں قصور دوسروں (طبی عملہ) کا ہے۔خوف کی طرح ڈپریشن کی کیفیت بھی کچھ عرصہ کے بعد ٹھیک ہو جاتی ہے۔لیکن اگر یہ کیفیت زیادہ عرصہ جاری رہے تو مریض کو نفسیاتی علاج کی ضرورت ہوسکتی ہے۔ایک ماہر نفسیات ہی اس سے بات چیت کر کے اسے مثبت رویہ کی طرف مائل کر سکتا ہے۔

(4) غصہ:۔ ایسا مریض خود ترسی کا شکار ہو جاتا ہے۔اس کی یہ سوچ کہ ''آخر میں ہی کیوں؟'' اسے خود ترسی میں مبتلا کر دیتی ہے۔اور بعض اوقات وہ اپنی بھڑاس اپنے پیاروں، خیال رکھنے والوں، خاندان، دوستوں، عزیزوں پر نکال دیتا ہے۔ غصہ اور فرسٹریشن (Frustration) کی وجہ سے وہ یہ بات سمجھ نہیں پاتا کہ وہ بیمار تو ہے لیکن زندہ ہے کیا ہوا جو اسے 3 دن 3 سے 5 گھنٹے ڈائیلاسز کروانا ہوتا ہے۔وہ کچھ پابندیوں کے ساتھ کھا پی سکتا ہے۔

ہنس بول سکتا ہے۔ سیر کر سکتا ہے۔ کھیل سکتا ہے۔ کام پر جا سکتا ہے۔ چھٹیاں منانے بھی ایک منصوبہ بندی کے ساتھ تمام دنیا میں کہیں بھی جا سکتا ہے۔ غرضیکہ خود ترسی سے چھٹکارہ پا کر مثبت سوچ کے ساتھ ڈائیلاسز کے ابتدائی ایام کی اس مشکل پر بھی قابو پایا جا سکتا ہے۔

(5) ایک ذہنی عارضہ (PARANOIA) اور ایک شدید ذہنی بیماری (PSYCHOSIS)

غصہ جو کہ ڈائیلاسز کے مریضوں میں عام ہے اس سے بالکل ملتی یہ دونوں ذہنی کیفیات ڈائیلاسز کے بہت کم مریضوں میں ملتی ہیں۔ PARANOIA کا مریض ڈاکٹرز، نرسز اور طبی عملہ سب کو اپنے مرض کا ذمہ دار سمجھتا ہے اس کے خیال میں وہ ایک سازش کا شکار ہوا ہے جو اس کی زندگی کے خلاف کی گئی ہے اس لئے وہ ڈائیلاسز پر ہے۔ بعض اوقات اونچی آواز میں طبی عملہ پر چلاتا بھی ہے۔ اور اس میں چڑ چڑاپن۔ بہت بڑھ جاتا ہے۔

(PSYCHOSIS) ایک شدید ذہنی توڑ پھوڑ کی صورت ہے اس عارضہ میں مبتلا مریض ڈائیلاسز کی وجہ سے اس کیفیت کا شکار نہیں ہوتا بلکہ پہلے ہی سے ذہنی بیماری میں مبتلا ہوتا ہے۔ ڈائیلاسز صرف بیماری کو مہمیز کر کے اس کے کمال تک پہنچا دیتا ہے۔ اس کا مریض متشدد ہو جاتا ہے اور بعض اوقات ڈائیلاسز کے دوران سوئیاں کھینچ کر نکال ڈالتا ہے۔ ایسی صورت حال شاذ ہی پیش آتی ہے مگر ساتھی مریضوں اور طبی عملہ کو اس کے متعلق علم ضرور ہونا چاہیے۔

مندرجہ بالا تمام عوامل سے نمٹنے کے لئے مریض کے مددگار:۔

(1) اس کے افراد خانہ اور خاندان کے لوگ۔

(2) پیشہ وارانہ مشاورت۔

(3) سنٹر میں ساتھی مریضوں سے بات چیت اور اپنے نزدیکی علاقہ میں اگر سماجی گروپ (جو ڈائیلاسز کے مریضوں اور ان کے لواحقین پر مشتمل ہوں) سے رابطہ معلومات بڑھاتا اور مسائل کا حل بتاتا اور نکالتا ہے۔

(4) ادویہ:۔ اگر ماہر امراض گردہ یا ماہر نفسیات ان مسائل سے نمٹنے کے لئے کوئی دوا تجویز کریں تو اس کا استعمال صورت حال میں بہتری لاسکتا ہے۔

(5) ایمان کی پختگی اور دعاؤں سے بھی اس صورت حال سے نمٹا جا سکتا ہے۔ مرض کے ابتدائی صدمہ سے گذرنے کے بعد آہستہ آہستہ مریض کی کیفیت بہتر ہونے لگتی ہے۔ اس کے لئے مندرجہ ذیل امور سرانجام دینے کی کوشش کریں۔

☆ ''ہنسی علاج غم ہے''، مسکرائیں، ہنسیں، بولیں۔ لطیفہ گوئی یہ سب باتیں مثبت رویہ کی نشاندہی کرتی ہیں۔ ایک غمزدہ، چڑچڑا، زندگی سے بیزار مریض خود کو زندگی سے دور اور موت سے قریب کر لیتا ہے۔

☆ کام کریں یا رضا کارانہ خدمات کسی بھی شعبۂ زندگی میں سرانجام دیں۔ آپ اپنی زندگی اور مرض کی کیفیت میں بہتری اور تبدیلی محسوس کریں گے۔

☆ ورزش:۔ ورزش بھی بہترین نتائج فراہم کرتی ہے۔

☆ سفر بھی ڈائیلاسز کے مریض کو ماحول کی تبدیلی فراہم کرتا ہے۔

☆ معلومات:۔ ڈائیلاسز سے متعلق معلومات بھی بہتر نتائج فراہم کرتی ہیں۔

ڈائیلاسز شروع کرنے کے بعد میں مزید کتنا عرصہ زندہ رہ سکوں گا۔ یہ سوال ڈائیلاسز کے ہر مریض کے ذہن میں پیدا ہوتا ہے۔ ڈاکٹر مختلف بیماریوں میں اس امر کا اندازہ 1،2،5 اور 10 سال زندہ رہنے کے مواقع کی اوسط لگا کر کرتے ہیں۔ ڈائیلائیسز میں

ایک سال بعد	80 فی صد مریض زندہ رہتے ہیں
دو سال بعد	68 فی صد مریض زندہ رہتے ہیں
پانچ سال بعد	37 فی صد مریض زندہ رہتے ہیں
10 سال بعد	21 فی صد مریض زندہ رہتے ہیں

اس کے علاوہ یہ پہلو بھی قابل غور ہے کہ مریض کس مرض کی وجہ سے ڈائیلاسز پر آ رہا ہے۔

یعنی اس کا گردہ کس وجہ سے ناکارہ ہوا تھا۔ زندہ رہنے والوں کی فی صد تعداد مندرجہ ذیل چارٹ سے ظاہر ہے۔

مرض	1 سال	2 سال	5 سال	10 سال
پولی سسٹک کڈنی (PKD)	94	85	70	42
Glomerulonephritis	88	79	58	37
Obstructive Nephropathy	82	69	46	21
نامعلوم وجوہات	76	65	41	19
بلند فشار خون	77	63	33	14
ذیابیطس	79	63	29	11

پھر چھوٹی عمر کے مریض، بڑی عمر کے مریضوں سے زیادہ عرصہ زندہ رہ سکتے ہیں

		1سال	2سال	5سال	10سال
20سال سے کم عمر		98	95	88	79
20سے 44سال		94	88	71	52
45سے 64سال		88	77	44	15
65سے 74سال		75	58	21	2
74سال سے بڑی عمر		63	44	10	1

امراض گردہ کے مریض اسی مرض سے نہیں بلکہ دوسرے امراض سے بھی زندگی سے ہاتھ دھو بیٹھتے ہیں۔ فی صد تناسب درج ذیل ہے ۔

مرض	ڈائیلائیسز	ٹرانسپلانٹ
دل کے امراض	42%	30%
انفیکشن	15%	12%
اسٹروکس	12%	12%
سرطان	6%	34%
علاج روک دینا	18%	3%
متفرق	6%	9%

گردوں کی خرابی میں ہارمونز کی کمی بیشی کی وجہ سے مردوں میں جنسی بے رغبتی اور کمزوری اور عورتوں میں حیض کا نہ آنا شامل ہیں۔ عورتوں میں بعض اوقات بچہ دانی کے سرطان (CANCER) کا خطرہ بھی ہوسکتا ہے۔ ٹرانسپلانٹ کے بعد ہارمونز کے نظام کی بحالی کے بعد مریض نارمل زندگی گذارنے لگتے ہیں۔

....

ٹرانسپلانٹیشن
TRANSPLANTATION

گردوں کی ٹرانسپلانٹیشن کا آپریشن عموماً تین گھنٹوں کا ہوتا ہے جو مریض کو بے ہوش کر کے کیا جاتا ہے۔ سرجن پیٹ کے نچلے حصہ پر ایک شگاف لگاتا ہے۔ یہ پیٹ کے نچلے اور جانگھ (رانوں کا اوپری حصہ) سے کچھ اوپر ہوتا ہے۔

عموماً مریض کے گردوں کو ان کی جگہ پر ہی رہنے دیا جاتا ہے سوائے انفیکشن یا گردوں کے بڑھے ہونے کی صورت کے۔

سرجن شگاف والی جگہ پر نئے گردہ کو رکھ کر اس گردے کی شریان کو اس طرف کی ٹانگ کو خون پہنچانے والی بڑی شریان سے جوڑ دیتا ہے اور ورید کو اس ٹانگ کی مرکزی ورید سے جوڑا جاتا ہے۔ یہ خون کی نالیاں اسی لئے ٹرانسپلانٹ کی تیاری کے مرحلہ میں چیک کی جاتی ہیں کہ آیا خون کے بہاؤ میں کوئی رکاوٹ تو پیش نہیں آ رہی۔ یہ شریانیں اور وریدیں اتنی بڑی ہوتی ہیں کہ ٹرانسپلانٹ گردہ سے خون آنے جانے کے باوجود ٹانگوں کو خون کی سپلائی معمول کے مطابق ہوتی رہتی ہے۔

ٹرانسپلانٹ گردے کی جسم میں جگہ

اب مریض کا خون نئے گردہ میں بہنا شروع ہو جاتا ہے جو یورین (URINE) بناتا ہے۔ مریض کے اپنے گردوں کی طرح جب وہ صحت مند ہوا کرتے تھے۔ اس کے بعد یورین کو مثانہ تک پہنچانے والی نالی (URETER) یوریٹر کو مثانہ سے جوڑ دیا جاتا ہے۔

ایک پلاسٹک کی نالی یوریٹر میں داخل کر دی جاتی ہے یہ یوریٹر کو آپریشن کے بعد بند/بلاک ہونے سے بچاتی ہے۔ آپریشن کے بعد پیٹ کو ٹانکے لگا کر سی دیا جاتا ہے۔

آپریشن کے بعد مریض کو فوراً اس کے وارڈ میں اور بعض اوقات ایک دو دن زیرِ نگرانی رکھا جاتا ہے۔ آپریشن کے بعد مریض کے جسم سے مختلف ٹیوبز جڑی ہوتی ہیں۔

1۔ یوریزی کاتھیٹر:۔ یہ ٹیوب مثانہ سے یورین نکالتی ہے۔

2۔ CVP:۔ مرکزی وریدی دباؤ ماپنے کے لئے یہ ٹیوب کالر بون یا گردن میں لگائی جاتی ہے اور دل میں خون کے دباؤ کو ماپتی ہے۔

3۔ بازو کی ورید میں لگائی گئی ڈرپ۔ مریض کے جسم میں سیال اور ادویہ جن کی اسے ضرورت پڑتی ہے پہنچانے کے لئے۔

4۔ پیٹ (شکم) سے باہر آتی ہوئی ایک یا کئی ٹیوبیں جو آپریشن کے بعد گردہ کے اطراف جمع ہونے والے سیال باہر نکالتی ہیں۔

آپریشن سے بعد اگلے چند روز میں ٹیوبز باری باری جسم سے نکال لی جاتی ہیں صرف یوریزی کاتھیٹر پانچ روز یا بعض اوقات اس سے بھی زیادہ عرصہ جسم سے منسلک رہتا ہے کیونکہ مثانہ نئے گردہ سے آنے والے یورین (URINE) کی بڑی مقدار کو جمع کرنے کا عادی نہیں ہوا ہوتا۔ اس کے علاوہ اس کے ذریعہ خارج ہونے والے یورین کی صحیح مقدار معلوم ہوتی ہے۔

یہ بات یاد رکھی جائے کہ عموماً ڈونر (عطیہ دینے والا) کا اگر دایاں گردہ ہو تو وہ مریض کے جسم میں بائیں جانب لگایا جائے گا اور اگر بایاں گردہ ہو تو داہنی طرف لگایا جائے گا۔

گردے کی ٹرانسپلانٹیشن کا پہلا آپریشن 23 دسمبر 1954ء کو DR. JOSEPH MURRAY اور ان کی ٹیم نے بوسٹن USA میں کیا۔ گردہ عطیہ دینے والا (DONOR) اور مریض جڑواں تھے یہ گردہ کافی عرصہ چلا۔

ڈاکٹر MURRAY کو بعد میں نوبیل پرائز ملا۔ آج تک آپریشن اسی بنیادی طریق پر کیا جاتا ہے۔ یہ ایک سادہ سا آپریشن ہے جس کی کامیابی کا تناسب پہلے سال کے اختتام تک 85 فی صد تک ہوتا ہے۔

اگر آپ ٹرانسپلانٹ کرواتے ہیں تو آپ کو اس کے بعد تمام عمر چند ادویہ لینی پڑیں گی۔
اگر خدانخواستہ آپریشن عمر کے کسی بھی حصہ میں ناکام ہو جاتا ہے تو ڈائیلاسز پر واپس جا سکتے ہیں اور دوسرے ٹرانسپلانٹ کا انتظار کرنا پڑے گا۔
گردے کا ایک کامیاب ٹرانسپلانٹ گردوں کے ناکارہ ہونے کا بہترین علاج ہے لیکن ہر کوئی ٹرانسپلانٹ کے قابل نہیں ہوتا اور اگر قابل ہو بھی تو مستقبل میں ہمہ وقت قابل نہیں رہتا۔ اس لئے یہ ضروری ہے کہ ٹرانسپلانٹ کے وقت ایک مناسب گردہ جو مریض کے لئے مفید ثابت ہو ملے مگر یہ اتنا آسان نہیں ہے۔ مغربی ممالک میں ٹرانسپلانٹ کے تین مختلف طریق ہیں۔

1۔ مردہ شخص کا عطیہ کیا گیا گردہ۔
2۔ اپنے کسی زندہ عزیز کا عطیہ کیا گیا گردہ۔
3۔ زندہ شخص جو عزیز نہ ہو اس کا عطیہ کیا گیا گردہ۔

ٹرانسپلانٹ کے لئے ضرورت خون گروپ اور ٹشوز کے ڈونر اور مریض میں ایک جیسے ہونے کی ہے۔ یہ بہت ضروری امر ہے۔
ان میں سے بھی زیادہ اہمیت بلڈ گروپ کی ہے یہ لازماً ایک ہونا چاہیے۔ ٹشوز TISSUES کا ملنا ضروری ہے لیکن یہ بعض اوقات مشکل ہوتا ہے کہ بالکل ایک جیسے ٹشوز ہوں۔ سوائے جڑواں لوگوں کے۔ اسے 6 میں سے 6 یا Full House Match کہا جاتا ہے۔ اگر 6 میں سے 3 ٹشو بھی مل جائیں تو اسے مناسب قرار دے دیا جاتا ہے اور ٹرانسپلانٹ کر دیا جاتا ہے۔ یہ بات یاد رکھیں کہ جتنا زیادہ عطیہ دہندہ اور وصول کنندہ کے ٹشوز آپس میں ملتے ہوں گے اتنا ہی زیادہ کامیاب ٹرانسپلانٹ ہو گا۔ لیکن بعض اوقات 6 سے 6 والے مناسب عضو کی ٹرانسپلانٹ بھی ناکام ہو جاتی ہے۔ وہ کون سے عوامل ہیں اس کی وجہ ابھی تک ڈاکٹر نہیں جان سکے۔

خون کے گروپ اور ٹشوز Tissues کے مناسب ہونے کے بعد HIV (ایڈز)، ہپاٹائٹس B، C اور CMV ٹیسٹ لئے جاتے ہیں۔ اس کے علاوہ ECG، چھاتی کا ایکسرے اور بعض صورتوں میں ECHO بھی کیا جاتا ہے۔ ذیابیطس کے مریضوں میں بعض اوقات دل کا کاتھیٹر (دل کی ایک خاص ایکسرے تصویر) اس باعث کہ دل کا مرض اس حالت میں نہ ہو جس سے ٹرانسپلانٹ گردہ کو نقصان پہنچنے کا خطرہ ہو۔ اگر یہ سب ٹیسٹ ٹھیک ہوں تو ٹرانسپلانٹ سے فوراً پہلے یہ ٹیسٹ لئے جاتے ہیں۔

طبی جسمانی معائنہ:۔ مریض آپریشن کے قابل ہے۔ نزلہ زکام وغیرہ تو نہیں کیونکہ اس حالت میں بے ہوشی خطرناک ہوسکتی ہے۔ اگر مریض مکمل طور پر فٹ نہ ہو تو ٹرانسپلانٹ نہیں کیا جاتا۔

خون میں کیریٹینین کی مقدار روز چیک کی جاتی ہے۔ جس سے یہ اندازہ لگایا جاتا ہے کہ گردہ صحیح کام کر رہا ہے یا نہیں۔ کیونکہ صرف زیادہ مقدار میں یورین آنے سے ہرگز یہ معلوم نہیں ہوتا کہ آیا گردہ زہریلے، فاسد مادے خارج کر رہا ہے یا نہیں۔ ٹرانسپلانٹ کے آپریشن کے بعد ایک تہائی مریضوں میں گردہ فوراً یورین (URINE) نہیں بناتا اور بعض اوقات تو یہ کئی ہفتوں بعد صحیح کام کرنا شروع کرتا ہے۔ لیکن وہ آپریشن زیادہ کامیاب سمجھا جاتا ہے جس میں گردہ فوراً یورین بنانے لگے۔ یہ سب سے اچھا ٹرانسپلانٹ سمجھا جاتا ہے۔ جن مریضوں میں گردہ فوراً کام شروع نہیں کرتا وہ ڈائیلاسز جاری رکھتے ہیں جب تک گردہ کام شروع نہ کر دے۔ کامیاب ٹرانسپلانٹ کی بہترین صورت یہ ہوتی ہے کہ CREATININE کیریٹینین 150micromoles/Liter تک گر جائے۔ اور اسی حد سے نیچے رہے۔

آپریشن کے بعد مریضوں کو عموماً 2 ہفتے اسپتال میں رکھا جاتا ہے۔ اس کے بعد بھی شروع میں ہر دوسرے دن، پھر ہفتہ میں ایک بار، پھر 2 ہفتوں میں ایک بار، پھر ہر ماہ اسی طرح بڑھاتے بڑھاتے 3 ماہ بعد۔ پہلے سال میں اس ہی طرح مریض کو بار بار معائنہ کے لئے بلایا

جاتا ہے۔اگر آپریشن کی صورت حال ٹھیک ہواور گردہ صحیح کام بھی کر رہا ہو تو:

1۔ ایک ماہ تک ڈرائیونگ نہ کریں۔
2۔ کم از کم تین ماہ تک کام پر نہ جائیں۔
3۔ زیادہ وزن وغیرہ اٹھانے کی کبھی کوشش نہ کریں۔

اپنے ٹرانسپلانٹ گردہ کی حفاظت کے لئے مندرجہ ذیل تین باتوں کا خیال رکھیں۔

1۔ اپنی امیون سپریسر ادویہ ڈاکٹر کی ہدایت کے مطابق وقت پر لیں اور تجویز کردہ مقدار میں لیں۔
2۔ طبی معائنہ کے لئے دیئے گئے وقت پر لازماً پہنچیں۔
3۔ کسی بھی مشکل کی صورت میں فوراً اسپتال یا ٹرانسپلانٹ مرکز سے رابطہ کریں۔

مریض اکثر یہ سوال کرتے ہیں کہ ہمارا ٹرانسپلانٹ گردہ کتنا عرصہ چلے گا۔ تو اس کے لئے بعض صورتیں ہیں۔

1۔ اگر ڈونر گھرانہ کا فرد، عزیز یا رشتہ دار ہے تو یہ گردہ زیادہ چلے گا۔
2۔ غیر رشتہ دار یا دوست اس سے کم۔
3۔ مردہ ڈونر کا گردہ ان سب سے کم مدت تک چلنے کا امکان ہے لیکن یہ کوئی حتمی بات نہیں۔ مختلف افراد کے لئے مختلف صورت حال بن جاتی ہے۔ گردہ کتنا عرصہ چلے گا مندرجہ ذیل جدول دیکھیں۔

(۱) آپریشن کے ایک سال بعد   85 فی صد
(۲) آپریشن کے 5 سال بعد   60 فی صد
(۳) آپریشن کے 10 سال بعد   50 فی صد

ٹرانسپلانٹ گردے ٹھیک حالت میں کام کر رہے ہوتے ہیں۔

زندہ ڈونر کا عطیہ کیا ہوا گردہ 10 فی صد زیادہ عرصہ چلتا ہے۔ اگر اپنے پہلے ٹرانسپلانٹ

کے وقت مریض جوان ہو تو اسے زندگی میں مزید اندازاً 2 مرتبہ ٹرانسپلانٹ کروانا پڑ سکتا ہے۔

اگر ٹرانسپلانٹ گردہ کام کرنا چھوڑ دے تو مریض کو دوبارہ ڈائیلاسز پر جانا پڑتا ہے اور نئی ٹرانسپلانٹ کا انتظار کرنا پڑتا ہے۔

جسم میں ٹرانسپلانٹ گردہ کے خلاف مزاحمت ہوتی ہے یہ ہمارا امیون سسٹم کرتا ہے۔ عام حالات میں یہ نظام انسان کو انفکشن اور کینسر وغیرہ سے بچاتا ہے اور دشمن وائرس یا بیکٹیریا کو جسم سے باہر کر دیتا ہے لیکن ٹرانسپلانٹ کی صورت میں یہی نظام ٹرانسپلانٹ گردہ کو اپنا دشمن سمجھ کر مسترد کرنے کی کوشش میں لگ جاتا ہے (Reject)۔ ٹرانسپلانٹ گردہ کے مسترد ہونے کے دو طریق ہو سکتے ہیں۔

(Acute) Rejection جو ٹرانسپلانٹ کے شروع کے دنوں، ہفتوں یا مہینوں میں اچانک ہو سکتی ہے۔ اور یہ عام ہے ٹرانسپلانٹ کے 40 فی صد مریضوں میں یہ پہلے سال کے اندر اندر ہو سکتی ہے۔ اگر ایک سال گذر جائے تو عموماً نہیں ہوتی۔ ماسوا اس کے کہ مریض اپنی امیون سپریسرادویہ لینا چھوڑ دے کیونکہ یہ ہوتی ہی اس لئے ہیں کہ امیون سسٹم نئے گردے کو مسترد (REJECT) نہ کر دے۔ اس کی شدت مختلف مریضوں میں مختلف ہوتی ہے اگر انتہائی شدید ہو تو گردہ ناکارہ ہو جاتا ہے۔ ہلکی یا درمیانی شدت کی Rejection پر قابو پایا جا سکتا ہے اور گردہ کے افعال دوبارہ بحال ہو سکتے ہیں۔

Acute Rejection میں بعض اوقات درد اور بخار ہوتا ہے لیکن عام طور پر کوئی علامات نہیں ہوتی ہیں۔ آپ کا ڈاکٹر خون میں کریٹینن کی مقدار سے اس کا پتہ لگا سکتا ہے اس لئے اپنے لیبارٹری ٹیسٹ مقرر کیئے گئے اوقات میں کروانا لازمی ہیں۔

اس امر کا یقین کرنے کے لئے کہ آیا Acute Rejection ہو رہی ہے۔ اس کا صرف ایک طریقہ ہے جسے بائیوپسی Biopsy کہتے ہیں۔ اس میں نئے گردہ کا ایک بہت ہی چھوٹا ٹکڑا نکالا جاتا ہے اور اس کا خوردبینی معائنہ کیا جاتا ہے۔ ٹرانسپلانٹ کے اگلے چند ہفتوں

میں 2 یا زیادہ بار Biopsy کی جاتی ہے۔ Biopsy کے طریقہ میں مندرجہ ذیل خطرات ہیں۔

1۔ صحیح مقدار میں ٹشو حاصل نہ ہو سکے اور اگلے روز دوبارہ Biopsy کرنا پڑے۔ 5 فی صد صورتوں میں یہ ہو سکتا ہے۔

2۔ ایک فی صد صورت میں گردہ سے خون آ سکتا ہے۔

3۔ 1000 میں سے 1 صورت میں اتنا زیادہ خون آ سکتا ہے کہ گردہ کو ناکارہ ہونے کی وجہ سے نکالنا پڑے۔

4۔ Biopsy کی وجہ سے 10 ہزار میں سے ایک کی موت واقع ہو سکتی ہے۔

Acute Rejection کا علاج اونچی طاقت میں ادویہ کے استعمال سے کیا جا سکتا ہے اور گردہ دوبارہ کام کرنے لگتا ہے۔ اس کے مقابلہ میں کرونک Rejection سالہا سال بعد ہو سکتی ہے۔ ایک سال کے بعد گردہ ناکارہ ہونے کی یہ عمومی وجہ ہے۔ اس میں امیون سسٹم گردہ پر حملہ آور ہو کر اسے ناکارہ نہیں بناتا۔ ڈاکٹر اس کی وجوہات سے ابھی ناواقف ہیں۔ اندازاً کریٹینن کی کمی بیشی اس کی وجہ قرار دیتے ہیں۔ Biopsy سے اس کی وجہ اور گردہ کی حالت معلوم کی جا سکتی ہے لیکن چونکہ اس میں گردے کا ناکارہ ہونا یقینی ہوتا ہے اس لئے ڈاکٹر Biopsy نہیں کرتے۔ اس کی کم شدت عموماً کوئی مشکل کھڑی نہیں کرتی۔ زیادہ شدت کی Rejection گردہ ناکارہ بنا دیتی ہے اور مریض کو دوبارہ ڈائیلاسز کروانا اور اگلی ٹرانسپلانٹیشن کا انتظار کرنا پڑتا ہے۔

Rejection کے علاوہ ٹرانسپلانٹ گردہ کے بعد انفکشن کی مشکل کا سامنا کرنا پڑتا ہے کیونکہ امیون سپریسر لینے کی وجہ سے قوت مدافعت کمزور پڑ جاتی ہے۔ CMV نامی انفکشن جو عام لوگوں کے لئے ہلکی سی انفکشن ہے جو فلو کی سی کیفیت کا مرض ہے مگر ٹرانسپلانٹ کے بعد یہ مریض کے لئے شدید نقصان دہ ہوتا ہے اس کا علاج بہر حال موجود ہے۔

ہمارا نظام جسم میں داخل ہونے والے مدافعتی وائرس وغیرہ پر حملہ آور ہوتا ہے۔ یہ سرطان (CANCER) سے مقابلہ کرتا ہے جو جسم کے اندر ہوتا ہے امیون سپر یسر ادویہ مدافعتی نظام کو کمزور کرتی ہیں اس لئے ٹرانسپلانٹ کے مریض کو سرطان کا خطرہ 4 گنا زیادہ ہوتا ہے۔

CROSS MATCH کراس میچ:۔ یہ ٹیسٹ ٹشوز ٹیسٹ اور بلڈ گروپ ٹیسٹ سے مختلف ہوتا ہے۔ اس خون کے ٹیسٹ میں یہ جانچا جاتا ہے کہ کہیں جسم میں Anti Bodies کی مقدار زیادہ تو نہیں۔ اگر یہ مقدار زیادہ ہو تو جسم نئے گردے (ٹرانسپلانٹ) کو قبول نہیں کرے گا۔ جو بہترین ٹشو میچ کے باوجود گردے کو مسترد کردے گا۔ کہ اس میچ میں مریض کے خون کو عطیہ دہندہ کے جسم کے خلیوں سے ملایا جاتا ہے یہ خلیے ڈونر کے لمفاوی غدود (LYMPH GLAN) یا تلّی (SPLEEN) سے حاصل کئے جاتے ہیں۔ اگر مریض کا خون ڈونر کے خلیوں پر حملہ آور نہ ہو جائے تو ٹرانسپلانٹ گردے کے مسترد (REJECT) ہونے کے چانس بہت کم ہوتے ہیں۔ اسے NEGATIVE CORSS MATCH کہتے ہیں اور یہ ٹرانسپلانٹ گردے کے لئے اچھا ہے۔

اگر یہ ٹیسٹ POSITIVE ہو تو ٹرانسپلانٹ نہیں کیا جاتا اور یہ اس سے اچھی بات ہے کہ ٹرانسپلانٹ کردی جائے اور گردہ کے مسترد (REJECT) ہونے کا خطرہ مول لیا جائے جس سے مریض مزید بیمار ہوسکتا ہے۔

زندہ شخص سے ملا ہوا گردہ مردہ سے لئے ہوئے گردہ سے زیادہ عرصہ چلتا ہے۔ مندرجہ ذیل چارٹ اس کی وضاحت کرتا ہے۔

	1سال	2سال	5سال	10سال
زندہ عطیہ دہندہ	97	96	89	77
مردہ عطیہ دہندہ	94	92	80	56

Diet Plan Before & After Dialysis

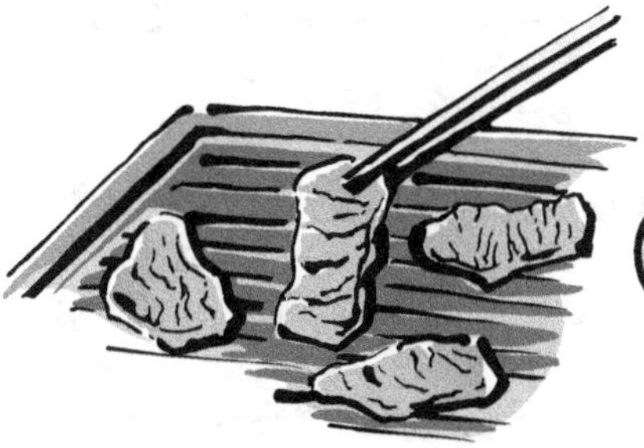

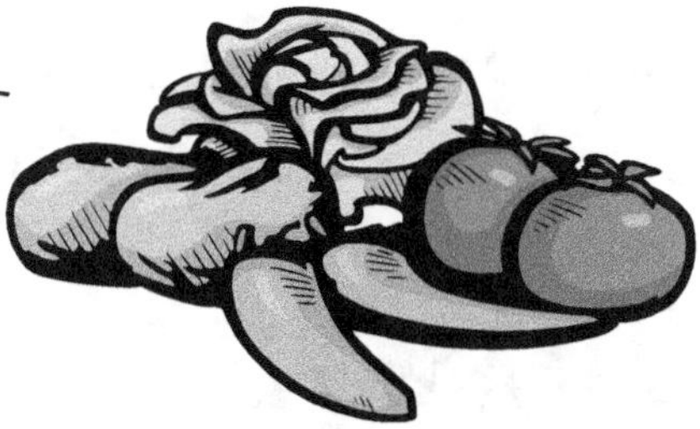

مزمن مرض گردہ (CKD) کے مریض کی ڈائیلاسز سے پہلے کی غذائیں

مریض کو کاربوہائیڈریٹس، لحمیات (پروٹین) اور روغنیات (چربی دار) غذاؤں کا تناسب رکھنا ہوگا۔ غذائی ماہر یا ڈاکٹر اس سے آگاہی دے سکتے ہیں۔ پروٹین کم مقدار میں استعمال کریں۔

Grains دالوں، پھلوں اور سبزیوں کو استعمال کرنے سے زیادہ کاربوہائیڈریٹس غذا کا حصہ بنتے ہیں۔ چکنائی حاصل کرنے کیلئے زیتون کا تیل استعمال کریں۔ حراروں کی کمی پوری کرنے کے لئے کاربوہائیڈریٹس اور چکنائی استعمال کی جائے۔ کینڈی، سوڈا کم استعمال کریں۔

ذیابیطس کے مریض شکر کم استعمال کریں۔ بلڈ پریشر کی صورت میں نمک کم استعمال کیا جائے۔ کولیسٹرول کی صورت میں چکنائی کا استعمال کم ہو۔ ان احتیاطی تدابیر سے CKD کے شکار گردے زیادہ عرصہ اپنا کام جاری رکھ سکتے ہیں۔ پانی اور مشروبات کا اپنے عام انداز میں استعمال جاری رکھیں۔ ہاں اگر سوجن ہو تو پھر پانی اور مشروبات کم کر دیں۔ غذا میں اس احتیاط سے آپ اپنے ڈائیلاسز کو کافی عرصہ تک ٹال سکتے ہیں۔

ڈائیلاسز کے مریضوں کی غذائیں

HD میں سوڈیم، پوٹاشیم، پانی اور مشروبات کی بہت احتیاط ضروری ہے کیونکہ یہ دو دن بعد ہوتا ہے اور یہ نقصان دہ زہریلے مادے جسم میں ہی رہتے ہیں اور اندر ہی اندر نقصان کا باعث بنتے ہیں۔

آپ کو پروٹین زیادہ استعمال کرنے کا کہا جائے گا۔ گوشت، مرغی، مچھلی اور انڈے آپ

کے جسم کی اہم ضرورت تمام AMINO ACIDS فراہم کر دیتے ہیں۔

سوڈیم، فاسفورس اور پوٹاشیم والی غذاؤں کا استعمال سختی سے منع ہے۔ آپ کو پانی اور مشروبات بھی محدود مقدار میں پینے کی اجازت ہوگی۔

آپ کو ڈاکٹر اور ماہر غذا کے مشوروں پر لازماً عمل کرنا ہوگا تبھی آپ بہتر محسوس کریں گے اور کئی قسم کی پیچیدگیوں سے بچ جائیں گے۔ مثلاً پوٹاشیم کی زیادہ مقدار پٹھوں کو کمزور بناتی ہے اور حرکت قلب بند بھی کر سکتی ہے۔ پھل، سبزیاں اور ڈیری کی مصنوعات جو پوٹاشیم بڑھا سکتی ہیں ان کا استعمال ختم یا کم کرنا ہوگا۔ ان میں آلو، کیلا خصوصاً قابل ذکر ہیں۔

فاسفورس کو جسم سے نکال نہیں سکتا اور یہ ہڈیوں کو کمزور اور دل کی پیچیدگیوں میں مبتلا کر سکتی ہے۔ ایسی غذاؤں سے بچا جائے جن میں فاسفورس ہو۔ آپ کا ڈاکٹر آپ کو فاسفورس بائینڈر استعمال کروائے گا تا کہ فاسفورس کی مقدار درست ہو جائے۔

سوڈیم کا استعمال کم کرنا چاہیے یہ بلڈ پریشر بڑھاتا ہے جو دل کے لئے نقصان دہ ہے۔

مریض کو پانی اور مشروبات کی ایک خاص مقدار تک اجازت ہوگی کیونکہ ان کی زیادتی سے طبیعت خراب ہو جاتی ہے اور سانس لینا دوبھر ہو جاتا ہے۔ اس صورت حال سے نمٹنے کے لئے مندرجہ ذیل طریق فائدہ پہنچا سکتا ہے۔

1۔ چھوٹے کپ اور گلاس استعمال کریں یہ آپ کو یہ تاثر دیں گے کہ آپ نے زیادہ پانی یا مشروب پیا ہے۔

2۔ آپ کو ڈاکٹر یا ماہر غذا کی طرف سے ایک دن میں جتنے پانی یا مشروبات کی اجازت ہے اسے تقسیم کر لیں اور کم مقدار زیادہ بار پی لیں بجائے اس کے کہ زیادہ مقدار دن میں دو تین بار پئیں۔ اس سے آپ مطمئن رہیں گے اور بہتر محسوس کریں گے۔

3۔ غٹا غٹ پینے کی بجائے چسکیاں لیں۔

4۔ کسی دعوت یا ہوٹل وغیرہ میں اپنے سامنے سے گلاس ہٹوا دیں۔

5۔تازہ لیموں یخ پانی میں ملا کر پیئیں پیاس کم لگے گی۔

6۔اپنی گولیاں چٹنی یا مربع جات کے ساتھ لینا سیکھیں یا پھر کھانے کے وقت پیئے جانے والے پانی کے ساتھ لیں۔

7۔ برف کی ٹکڑیاں چوسیں۔انہیں بھی اپنے پانی کی مقدار میں شامل سمجھیں۔ اگر کوئی شربت یا جوس پسند ہو اور فریزر میں موجود ہو تو اس شربت کو ٹکڑیوں کی طرح فریز کر کے چوسیں خصوصاً گرم دنوں میں۔

8۔فریز کیئے ہوئے انگور چوسیں، کھائیں۔

9۔سایہ دار جگہ پر رہیں۔

10۔شکر سے پاک کینڈی یا چیونگم استعمال کریں۔

11۔ٹھنڈے پھل کھائیں تا کہ پیاس کا احساس مٹ جائے۔لیکن جن پھلوں میں پانی ہے مثلاً تربوز وہ اگر کھائیں تو اسے اپنی پانی کی مقدار میں شامل سمجھیں۔

مندرجہ بالا احتیاطی تدابیر سے آپ یقیناً فوائد حاصل کر سکتے ہیں اور بہتری محسوس کریں گے اور تکالیف سے بچ جائیں گے۔

ڈائیلاسز کی دونوں قسموں میں PD میں غذا میں زیادہ آسانی ہے اس میں پوٹاشیم، سوڈیم اور پانی جسم میں زیادہ رہ نہیں سکتے کیونکہ یہ روزانہ ہونے والا ڈائیلاسز ہے۔ پیریٹونیل جھلی کی وجہ سے پروٹین کافی مقدار میں ضائع ہو جاتے ہیں اس لئے زیادہ پروٹین استعمال کرنے پڑتے ہیں تا کہ جسم مضبوط رہے۔

فاسفورس کی مقدار غذا میں کم کرنی پڑے گی۔ آپ کو چونکہ ڈائیلاسز کے محلول میں کافی کیلوریز حاصل ہو جاتی ہے اس لئے آپ کو کم کیلوریز لینے کا کہا جائے گا۔

پانی اور مشروبات کی ممانعت نہیں ہے لیکن اگر پاؤں میں سوجن ہو تو پانی کی مقدار فوراً کم کر دیں۔

غذا میں ان تمام احتیاطوں سے مرض تو کم نہیں ہوسکتا لیکن آپ صحت مند اور بہتر محسوس کریں گے۔PD کے مریضوں کے لئے سفر کرنا یا تعطیلات پر جانا آسان ہے بس انہیں اپنے PD کے لئے ضروری تمام اشیاء ساتھ لے جانا ہوں گی اور مناسب احتیاط برتنا ہوگی۔ یہ لمبی تعطیلات بھی بآسانی کر سکتے ہیں۔HD کے مریضوں کو تعطیلات کے لئے پہلے وہاں ڈائیلاسز سنٹر تلاش کرنا ہوگا۔اپنے تمام ڈائیلاسز سے متعلق کاغذات اور رپورٹس ساتھ لے جانا ہوں گی اور یہ امر یقینی بنانا ہوگا کہ وہاں پر وقت کے مطابق پہنچا جائے اور آپ کے لئے ڈائیلاسز مشین اور جگہ مخصوص کی جا چکی ہے۔

گردہ کی ٹرانسپلانٹیشن کے بعد کی غذائیں

مریض کا ڈاکٹر اور ماہر غذا اس سے متعلق آگاہی دیں گے۔اس غذا میں کاربوہائیڈریٹ، پروٹین اور چربیلے عناصر کا درست تناسب ہونا ضروری ہے۔نمک کا استعمال اب بھی کم ہی کرنا ہوگا سوائے اس کے کہ ڈاکٹر نمک، فاسفورس اور پوٹاشیم کی مقدار بڑھانے کو کہے۔ٹرانسپلانٹ کے بعد اکثر مریض یہ خیال کرتے ہیں کہ اب جو چاہیں کھائیں پیئیں۔ بدقسمتی سے یہ غلط سوچ ہے۔سوڈیم کی مقدار اب بھی کم ہی رکھنی ہوگی۔ٹرانسپلانٹ کے بعد استعمال ہونے والی بعض ادویہ وزن بڑھاتی ہیں۔ایسی غذائیں استعمال کی جائیں جن میں چربی کم ہو۔شکر کا استعمال بھی کم کیا جائے۔خون میں گلوکوز کو بڑھنے سے روکنے کے لئے کاربوہائیڈریٹس کا تناسب رکھنا ہوگا۔غذا میں کم حرارے ہوں۔ہاں البتہ آپ اب پانی اور مشروب کا استعمال جتنا چاہیں کریں اس پر اب کوئی روک نہیں ہے۔اگر آپ غذا کے مندرجہ بالا اصولوں کو مدنظر رکھیں گے تو آپ کی عمومی صحت بھی ٹھیک رہے گی۔کوئی انفیکشن نہیں ہوگا۔جسمانی نظام درست رہے گا اور ٹرانسپلانٹ گردہ بھی جسم کے مدافعتی نظام کے کسی ردعمل (REJECTION) سے محفوظ رہے گا۔

ڈائیلاسز کے مریضوں کو توجہ کی ضرورت ہوا کرتی ہے

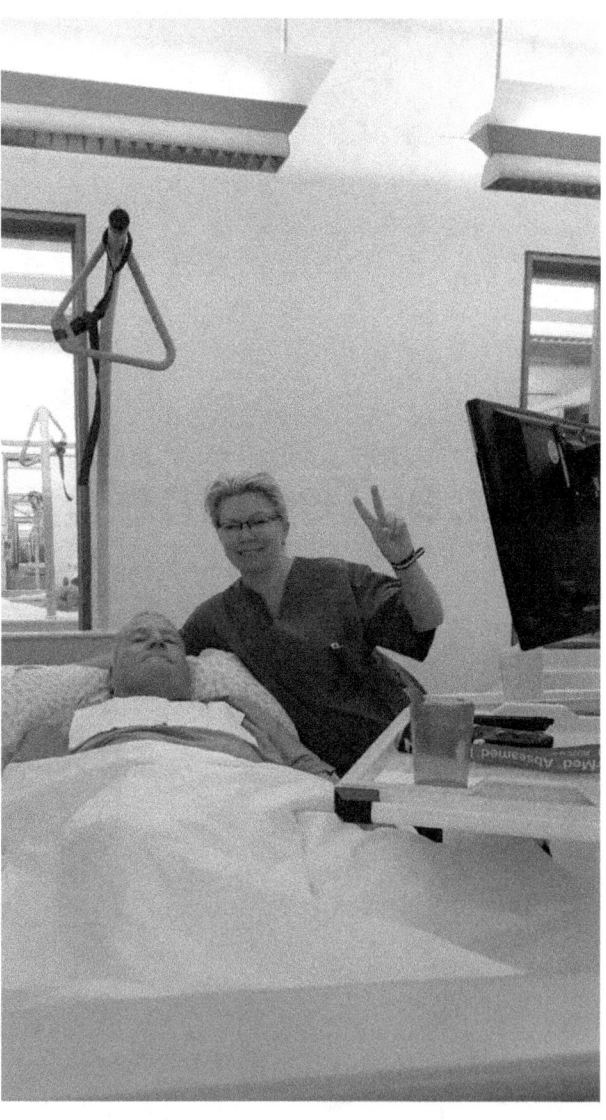

Medical Terminology

طبی اصطلاحات

ACCESS

ڈائیلاسز کے لئے خون کی نالیوں کو مشین سے ملانے کا ذریعہ فسٹولا Fistula گرافٹ Graft اور کاتھیٹر اس کی مختلف قسمیں ہیں۔

ANAEMIA

خون کے سرخ ذرات کی کمی۔ اس کی علامات میں کمزوری، سانس لینے میں دشواری اور طاقت کی کمی ہیں۔ جنہیں آئرن اور EPO (ERYTHROPOIETIN) سے بہتر کیا جا سکتا ہے۔

ANTIGEN

پروٹین کی ایک قسم جو جسم کے خلیات کی بیرونی سطح پر پائے جاتے ہیں۔

ARTERY شریان

خون کو دل سے تمام جسم تک پہنچانے والی خون کی نالی۔

BLADDER مثانہ

وہ عضو جس میں قارورہ URINE جمع ہوتا ہے اور وہاں سے جسم سے خارج ہوتا ہے۔ URE کے ذریعہ۔

BLOOD CELLS: خون کے خلیات

خورد بینی خلیات جو خون کا ضروری حصہ ہیں۔ ان کی تین قسمیں ہیں۔ سرخ، سفید اور PLATELETS (خون کے جمنے میں مددگار خلیات)

BLOOD GROUP: خون کے گروپ

خون کو مختلف گروہوں میں تقسیم کرنے کا نظام جس کی بنیاد خون کی موروثی خصوصیات پر ہوتی ہے کہ آیا انسان اپنے خلیات پر مخصوص (Certain) پروٹین PROTEIN لحمیات رکھتا ہے یا نہیں۔ خون کے 4 بنیادی گروپ A, B, AB اور O ہیں۔

BLOOD PRESSURE فشارِ خون

خون کا دباؤ جو خون شریانوں سے گذرتے ہوئے ان کی دیواروں پر ڈالتا ہے۔

BONE MARROW ہڈیوں کا گودا

کچھ ہڈیوں کے درمیان (SOFT) حصہ۔ جہاں خون کے ذرات بنتے ہیں۔

CADAVERIC TRANSPLANT

ایک مردہ شخص کے جسم سے ایک مخصوص وقت کے اندر اندر حاصل کئے گئے گردہ کا ٹرانسپلانٹ۔

CALCIUM کیلشیم

ایک معدنی نمک جو ہڈیوں کو مضبوط بناتا ہے۔ اور دل اور عضلات کو صحیح طور پر اپنا کام کرنے میں مدد دیتا ہے۔

CATHETER کاتھیٹر

جسم کے اندرون سے واسطہ پیدا کرنے کے لئے لگائی جانے والی لچکدار پلاسٹک کی نلکی (نالی)۔

CHOLESTROL کولیسٹرول

خون کی نالیوں میں چکنائی کی مقدار۔ ہائی کولیسٹرول دل یا دماغ کی بیماری میں مبتلا کر دیتا ہے۔ غذا اور ادویہ سے اس پر قابو پایا جا سکتا ہے۔

CREATININE

عضلات کے استعمال سے پیدا ہونے والا فاضل مادہ۔ اس کے بڑھنے سے گردہ کے امراض بڑھتے ہیں۔ ڈاکٹر اس کی بڑھی ہوئی مقدار سے اندازہ لگا لیتے ہیں کہ گردے کام کرنا چھوڑ رہے ہیں یا مکمل طور پر ناکارہ ہو چکے ہیں۔

DEHYDRATION

وہ کیفیت جس میں جسم پانی کی مقدار کی کمی کی وجہ سے صحیح طور پر اپنے تمام افعال سر انجام نہ دے رہا ہو۔

DIABETES ذیابیطس

ایک مرض جس میں گلوکوز کی مقدار زیادہ ہو جاتی ہے۔ یہ مرض گردوں کو ناکارہ کر سکتا ہے۔ ذیابیطس کے 20 فی صد مریض امراض گردہ میں مبتلا ہو جاتے ہیں۔

DIALYSER مصنوعی گردہ

ڈائیلاسز مشین کا فلٹر کرنے والا حصہ۔ یہ فالتو فاسد مادے اور فاضل پانی خون میں سے علیحدہ کرتا ہے۔

DIALYSIS

جب گردے ناکارہ ہو کر کام کرنا چھوڑ دیں تو یہ وہ مصنوعی طریقہ ہے جس سے فالتو، فاسد

مادے اور پانی خون سے خارج کیا جاتا ہے۔

DIALYSIS FLUID

وہ سیال جس میں فالتو، فاسد مادے اور فاضل پانی ڈائیلائیسز کے دوران ملتا ہے یہ انہیں خون اور پھر جسم سے خارج کرتا ہے۔

DIURETIC DRUGS

پیشاب آور ادویہ کا طبی نام۔ یورین کی مقدار بڑھاتی ہیں۔

FISTULA

جراحی سے بڑھائی گئی ورید جس کے ذریعہ HAEMODIALYSIS مشین کو جسم سے ملایا جاتا ہے۔ تفصیل فسٹولا کے باب میں دیکھیں۔

FLUID OVERLOAD

ایسی حالت جب جسم میں بہت زیادہ پانی ہو۔ زیادہ پانی پینے سے یا پانی کا اخراج نہ ہونے سے۔

GLOMERULONEPHRITIS

گردہ کے فلٹر کے حصہ گلومیرولوس GLOMERULUS کی ایک درد کے بغیر سوزش جس کی وجہ سے بلند فشار خون اور بعض حالتوں میں گردے اپنا کام چھوڑ دیتے ہیں۔ اس کی تشخیص گردے کی بائیوپسی سے ہوتی ہے۔ اس کا علاج دافع سوزش ادویہ سے کیا جاتا ہے تاکہ گردوں کو ناکارہ ہونے سے بچایا جاسکے۔

DONOR

وہ شخص (زندہ یا مردہ) جو اپنے عضو کا عطیہ کسی اور کو دیتا ہے۔

DRY WEIGHT

ڈائیلائیسز کے مریض کے جسم کا اندازاً مقرر کیا گیا وزن۔

EPO

ERYTHROPOIETIN کا مخفف۔

ERYTHROPOIETIN

ایک ہارمون جو بون میرو کو خون کے سرخ ذرات بنانے کا حکم دیتا ہے۔ صحت مند گردے اسے خود پیدا کرتے ہیں۔ ناکارہ گردوں کی صورت میں یہ ہارمون انجکشن کے ذریعہ جسم میں داخل کیا جاتا ہے۔

GLUCOSE

شکر کی ایک قسم۔ یہ PD کے ڈائیلاسز سیال کا ایک مرکزی جزو ہے۔

HAEMODIALYSIS

ڈائیلاسز کی ایک قسم جس میں خون کو جسم سے باہر ڈائیلاسز مشین اور ڈائیلائیزر کے ذریعے صاف کیا جاتا ہے۔

HD

HAEMODIALYSIS کا مخفف۔

HAEMOGLOBIN

خون کے سرخ ذرات کا ایک جزو جو جسم میں آکسیجن پہنچاتا ہے۔

HORMONE

جسم کی کارگذاری کا نگران ایک جزو۔ جو جسم کے کیمیائی پیام بر کے طور پر اپنا فرض ادا کرتا ہے۔

IDEAL BODY WEIGHT

انسان کا اس کی عمر، جنس اور قد کے مطابق متوقع وزن، کم خوراکی کے شکار فرد کا وزن اس سے کم ہوگا۔

IMMUNE SYSTEM

جسم کا نظام مدافعت / نظام مناعت جو اسے وبائی امراض اور بیرونی وائرس وغیرہ سے بچاتا ہے۔

IMMUNE SYPPRESSANT DRUGS

گردے کی ٹرانسپلانٹیشن کے بعد دی جانے والی ادویہ جو مدافعتی نظام کو کمزور کرتی ہیں اور اس طرح گردے کو مسترد (REJECT) ہونے سے بچاتی ہیں۔

MALNUTRITION

وزن کا خوراک کی کمی کی وجہ سے کم ہونا کیونکہ خوراک کی کمی کی وجہ سے جسم کو مطلوبہ توانائی اور لحمیات (PROTEIN) میسر نہیں ہوتے۔

MEMBRANE

جلد نما پتلی جھلی

NEPHRON
گردہ کے فلٹرز۔ ہر گردہ میں بہت سے نیفرونز ہوتے ہیں

NEPHRITIS
گردوں کی سوزش

OEDEMA
جسم میں غیر معمولی طور پر پانی کا جمع ہونا۔ اگر یہ پھیپھڑوں میں جمع ہو جائے تو اسے پھیپھڑوں کا OEDEMA کہیں گے۔

PERITONEAL DIALYSIS
ڈائیلاسز کی وہ قسم جس میں PERITONEUM کی مدد سے انسانی جسم میں ہی خون کو صاف کیا جاتا ہے۔

PERITONEUM
ایک قدرتی جھلی جو شکم کی اندرونی دیوار کے ساتھ ساتھ ہوتی ہے۔

PERITONEAL CAVITY
شکم کا خلا، اس علاقہ میں معدہ، جگر اور انتڑیاں ہوتی ہیں۔

PHOSPHATE
ایک جزو جس کا کیلشیم سے گہرا تعلق ہے۔ گردوں کے ناکارہ ہو جانے پر یہ جسم میں بڑھنا شروع ہو جاتا ہے۔

PHOSPHATE BINDERS
خون میں فاسفیٹ کے بڑھنے کو روکنے کی ادویہ۔

PLATELETS
خون کے خلیوں کی ایک قسم جو خون کے جمنے میں مدد کرتی ہے۔

POLYCYSTIC KIDNEY DISEASE
ایک موروثی مرض جو خاندانوں میں نسل در نسل چلتا ہے۔ اس میں گردہ بڑھ جاتا ہے اور اس پر سیال سے بھری بہت زیادہ چھوٹی بڑی تھیلیاں ہوتی ہیں۔ ضروری نہیں کہ اس سے گردے لازماً خراب ہوں۔

POTASSIUM
خون میں شامل ایک معدنی جزو۔ اس کی کمی بیشی دل کے لئے نقصان دہ ہوتی ہے۔

PROTEIN
خوراک کا ایک اہم جزو جو گوشت، مچھلی، دودھ سے بنی اشیاء اور جوز (NUTS) میں پایا جاتا ہے۔ یہ عضلات بنانے میں اہم کردار ادا کرتے ہیں اور ان کی باقیات گردوں کے ذریعے جسم سے خارج ہوتی ہیں۔

RECIPIENT
ٹرانسپلانٹ عضو ڈونر سے عطیہ کے طور پر حاصل کرنے والا۔

REJECTION
وہ عمل جس میں جسم کا مدافعتی نظام ٹرانسپلانٹ کئے گئے گردہ کو بیرونی عنصر سمجھ کر مسترد کرنے کی کوشش میں لگ جاتا ہے۔

RENAL

گردے سے متعلق۔

SEMI-PERMEABLE

ایسی ممبرین (جھلی) جس میں سے کچھ مادے گذر جائیں اور کچھ نہ گذر سکیں۔

TENCKHOFF CATHETER

ایک نلکی (جو جب استعمال نہ ہو رہی ہو تو ڈھکن لگا کر بند کی جا سکے) جس کے ذریعہ ڈائیلاسز سیال شکم کے خلا میں داخل اور خارج کیا جاتا ہے۔

TISSUE TYPE

ٹشوز کے خلیات کے اوپر موجود موروثی مخصوص جزو کی قسم۔

TRANSPLANT

ایک آپریشن جس کے ذریعہ ایک نیا عضو عطیہ حاصل کرنے والے کے جسم میں لگایا جائے۔

ULTRAFILTRATION

فاضل پانی کو خون میں سے نکالنے کا عمل۔

UNDER DIALYSIS

ناکافی ڈائیلاسز ہونا۔

UREA

خون میں پیدا ہونے والا ردی فاضل جز۔ اس کی پیمائش سے گردے کے صحیح یا خراب

ہونے کا علم ہوتا ہے۔

URETERS

گردوں سے مثانہ کو یورین لے کر جانے والی نالیاں۔

URETHRA

مثانہ سے یورین لے کر جسم سے خارج کرنے والی نالی۔

URINE

گردوں سے ردی فاسد مادوں اور فاضل پانی ملا خارج کیا گیا سیال۔

VEINS وریدیں

خون کی وہ نالیاں جو جسم سے خون واپس دل کو پہنچاتی ہیں۔

حرف آخر

گردہ کے امراض سے متعلق تحقیقاتی کام زور وشور سے جاری ہے۔اس سلسلہ میں ہائی بلڈ پریشر کے لئے نئی بہتر ادویہ پر تحقیق ہو رہی ہے۔اسی طرح گردے کے موروثی امراض پر تحقیق ہو رہی ہے۔

PD کے لئے نئے ڈائیلاسز سیال اور HD کے لئے ایسے فلٹر (ڈائیلائیزر) کھوجنے کا عمل بھی جاری ہے تاکہ بہتر نتائج حاصل کئے جاسکیں۔

ٹرانسپلانٹیشن کے میدان میں ڈونر اور مریض کے گردوں کی مطابقت کے منصوبوں پر بہت تحقیق کی جارہی ہے تاکہ مسترد (REJECT) ہونے کے امکانات کم سے کم ہو جائیں۔اسی طرح امیون سپریسر ادویہ کی بہتری کی طرف بھرپور توجہ دی جارہی ہے۔

آج کے دور کا اہم موضوع غیر انسانی گردوں کی ٹرانسپلانٹ بھی ہے۔

(XENO TRANSPLANTATION) پر بہت زیادہ کام ہو رہا ہے مگر اس میں بہت سی رکاوٹیں بھی حائل ہیں۔اس میں تشویش کا ایک پہلو یہ بھی ہے کہ جانوروں کے وائرس انسانی جسم میں نہ پہنچ جائیں۔

قیاسی طور پر یہ بات ممکن ہے کہ انسانی خلیوں سے نیا گردہ تشکیل دیا جاسکے لیکن اس کی عملی تعبیر ابھی سالوں کی دوری پر ہے۔بہرحال ٹرانسپلانٹ کے لئے گردوں کی کمی کو دور کرنے کے لئے یہ سوچ اور تحقیق یقیناً مثبت حل ہے۔

اینیمیا کے علاج کے لئے EPO (ERYTHROPOEITIN) کے معاملہ میں مثبت پیش رفت ہوئی ہے۔

ڈائیلاسز کے دورانیہ کی صحیح افادیت چیک کرنے کیلئے نئے سادہ طریقے ڈھونڈے جاچکے ہیں۔

گردوں کے فلٹرز اور PKD پر نت نئی تحقیقات جاری ہیں۔ اور وہ دن دور نہیں جب ان تمام شعبوں میں بہتری آئے گی اور گردوں کے مریض بہت سی تکالیف اور مشکلات سے بچ سکیں گے۔ ہمیں ہر ایک کی صحت کے لئے دعا کرنی چاہیئے۔ تندرستی ہزار نعمت ہے۔

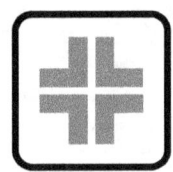

فاسفیٹ کیا ہے؟

زندگی کے لیے ضروری معدنی جز کیلشیئم اور فاسفیٹ ہڈیوں کے بنیادی اجزا ہیں۔ غذا کے ذریعے جسم کا حصہ بنتے ہیں۔ صحت مند افراد میں غذا میں شامل فاسفیٹ کی اضافی مقدار جس کی جسم کو ضرورت نہیں ہوتی اسے گردے خارج کر دیتے ہیں۔ کیلشیم اور فاسفیٹ غذا کے ذریعے جسم میں پہنچتے ہیں اور دوران خون میں داخل ہوتے ہیں۔ گردے اضافی کیلشیئم اور فاسفیٹ کا جسم سے اخراج کرتے ہیں۔ جسم کے لیے ضروری مقدار میں کیلشیم اور فاسفیٹ خون کا حصہ بن کر جسم کے تمام حصوں میں پہنچ جاتا ہے۔

فاسفیٹ بائینڈرز کے بغیر

غذا کے ذریعے کیلشیم فاسفیٹ جسم میں پہنچتے ہیں کیوں کہ گردے اضافی کیلشیئم اور فاسفیٹ کے اخراج کے قابل ہوتے ہیں اس لیے انہیں جسم سے خارج کر دیتے ہیں۔ امراض گردہ کی صورت میں غذا میں شامل اضافی فاسفیٹ کو خون میں شامل ہونے سے روکنے کے لئے فاسفیٹ بائینڈرز کا استعمال کیا جاتا ہے جو اسے اپنے ساتھ مقعد کے ذریعے جسم سے خارج کر دیتے ہیں اس طرح یہ دل خون کی نالیوں اور ہڈیوں کو نقصان نہیں پہنچا سکتے۔ خون میں فاسفیٹ کی زیادتی سے ہڈیاں کمزور ہو جاتی ہیں اور فاسفیٹ اور کیلشیم کی زیادتی اور خون کی نالیوں میں جمع ہو جانے سے وہ تنگ ہو جاتی ہیں اور امراض قلب کا خطرہ بڑھ جاتا ہے۔

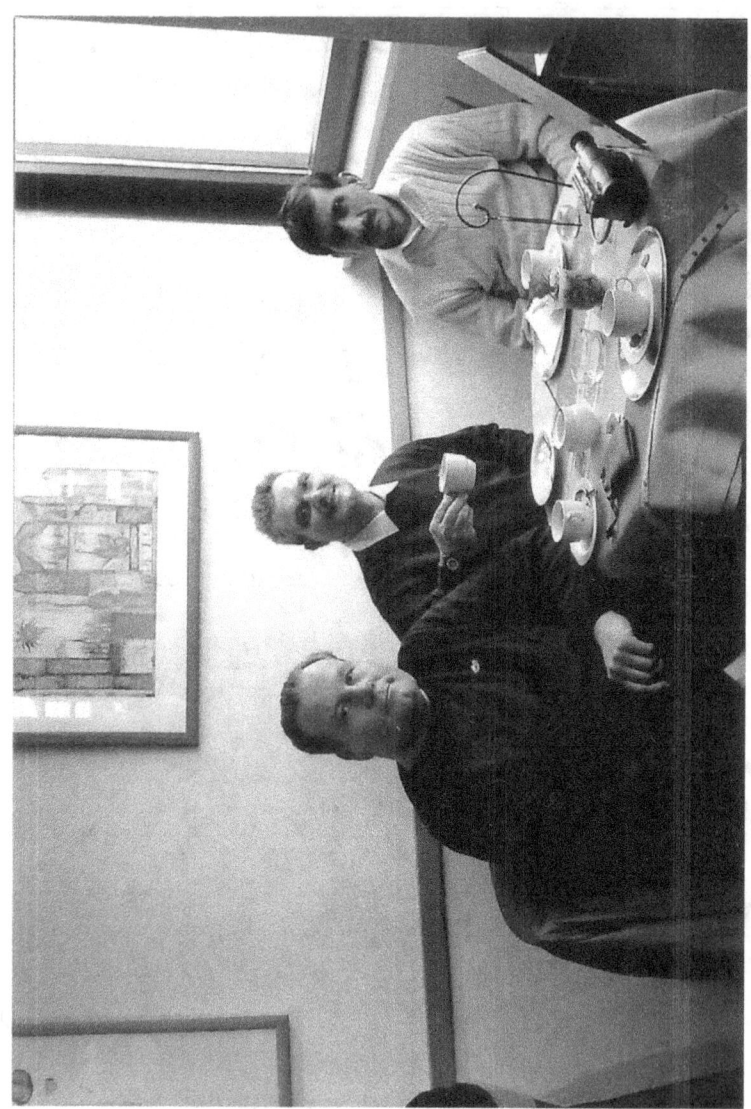

Author with his friends Ralf T. and Mario V.

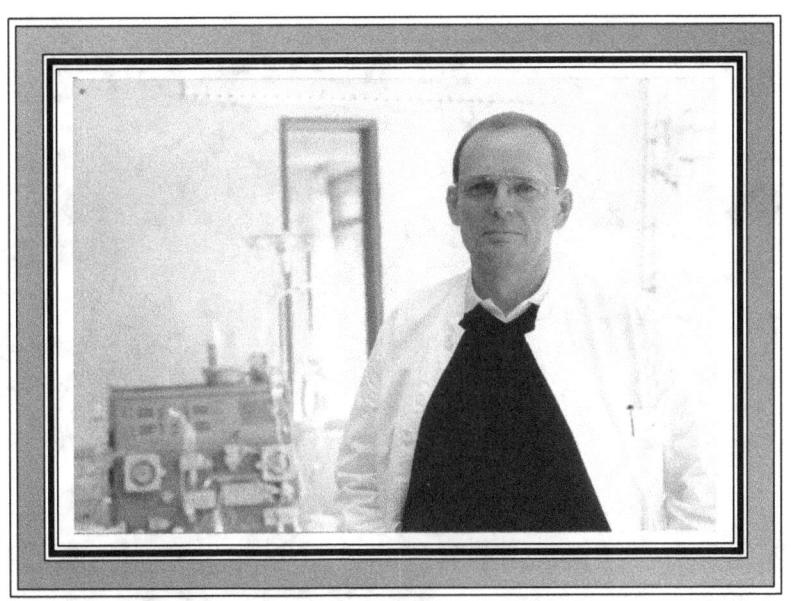

Dr. med. Axel Jonassen

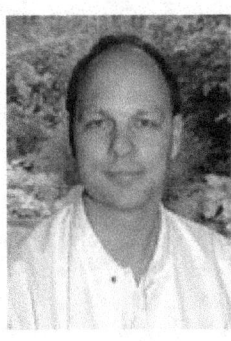 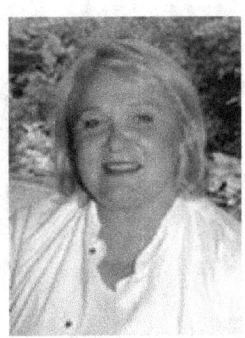 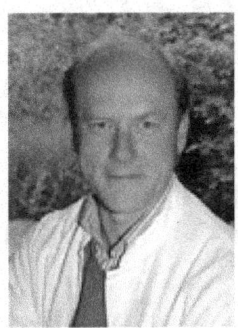

Dr. med. Oliver Eberhard   Dr. med. Heidi Jonassen   Dr. med. Lars Termühlen